子宫保卫战

詹腾辉 / 主编

中国科学技术大学出版社

内 容 简 介

本书是一本提高女性健康意识的医学科普书。针对现代社会中许多女性面临的子宫相关疾病，通过翔实的医学知识、生动的案例分析和实用的健康建议，以通俗易懂的语言，将复杂的医学知识转化为易于理解的信息，详细介绍了子宫的结构与功能，常见的子宫疾病及其症状、诊断方法和最新的治疗手段，帮助女性读者从根本上提高自身的健康水平。

图书在版编目（CIP）数据

子宫保卫战/詹腾辉主编. --合肥：中国科学技术大学出版社，2024.8. --ISBN 978-7-312-06090-8

Ⅰ. R711.74

中国国家版本馆CIP数据核字第20244V69L4号

子宫保卫战

ZIGONG BAOWEI ZHAN

出版 中国科学技术大学出版社

安徽省合肥市金寨路96号，230026

http://press.ustc.edu.cn

https://zgkxjsdxcbs.tmall.com

印刷 合肥华苑印刷包装有限公司

发行 中国科学技术大学出版社

开本 880 mm×1230 mm 1/32

印张 4

字数 93千

版次 2024年8月第1版

印次 2024年8月第1次印刷

定价 78.00元

编 委 会

主　审　叶　炜（北京协和医院）

　　　　张　靖（广东省人民医院）

主　编　詹腾辉（福建省妇幼保健院）

副主编　李　兵（安徽省妇女儿童医学中心）

　　　　易劲松（福建省妇幼保健院）

　　　　周　涛（福州市第二医院）

编　委（以姓名拼音为序）

　　　　蔡森林（福建省立医院）

　　　　蔡天鸿（福建省妇幼保健院）

　　　　陈　凯（福建省妇幼保健院）

　　　　陈秀娟（福建省妇幼保健院）

　　　　邓　婷（福建省妇幼保健院）

　　　　郭玉燕（福建医科大学附属协和医院）

　　　　何剑锋（福建省妇幼保健院）

　　　　柯荔宁（福建医科大学）

　　　　李赐娟（福建省妇幼保健院）

　　　　李青春（湖南省妇幼保健院）

　　　　李亚敏（昆明医科大学附属第一医院）

　　　　林金孝（福建省妇幼保健院）

林顺和（福建省妇幼保健院）
孙　巍（中国医科大学附属盛京医院）
王进华（江西省妇幼保健院）
王晓梅（福建省妇幼保健院）
王艳丽（郑州大学附属第一医院）
徐文健（南京市妇幼保健院）
杨文忠（湖北省妇幼保健院）
张　荣（福建省妇幼保健院）
张国福（复旦大学妇产科医院）
张建好（郑州大学附属第一医院）
张晓玲（江西省妇幼保健院）

序　一

在医学的海洋中，每一个细微的领域都蕴含着无限的探索与可能。特别是在女性健康领域，我们始终致力于寻找更为先进、更为人性化的治疗方法，以维护女性的健康。《子宫保卫战》一书的出版，正是这一探索与努力的集中体现。

作为一名常规血外科介入的从业者，我深感血管介入技术在妇科领域的应用是未知的，充满了探索，具有革命性的意义。它以其创面小、精准、高效的特点，为许多妇产科疾病的治疗提供了新的可能。由于血管介入技术在妇产科领域尚未得到广泛推广和科普，而该书正是对这一技术的全面介绍和深入解读。

在书中，编者们以通俗易懂的语言，向读者展示了血管介入技术在治疗子宫肌瘤、子宫腺肌病、胎盘植入、产后出血等妇产科疾病中的具体应用。通过生动的案例和详细的解释，读者们得以窥见这一技术如何在不损伤子宫结构的前提下，有效地缓解病情，甚至达到治愈的效果。这不仅降低了子宫切除率，更为女性保留了生育功能，是医学领域的一大进步。

该书的出版，对于广大妇产科医生来说，无疑也是一本宝贵的参考书。它为妇产科医生提供了最新的治疗理念和技术方法,也让病患在面对复杂的妇产科疾病时,能够拓宽思路,有更多的选择和信心。同时,该书也为妇产科医生提供了一个与同行交流、学习的平台,让大家能够共同探索、共同进步。

对于广大女性患者来说,该书更是一本难得的科普读物。它用生动的语言和真实的案例,向女性朋友们介绍了血管介入技术的优点和适用范围,让她们在面对妇科疾病时,能够更加了解、更加信任这一技术。这不仅有助于消除她们的恐惧和疑虑,更能够鼓励她们积极配合治疗,早日恢复健康。

该书的出版为我们提供了一个了解血管介入技术的窗口,为女性的生殖健康事业作出了重要的贡献。我相信,在大家的共同努力下,血管介入技术将在妇产科领域得到更广泛的应用和推广,为更多的女性患者带来福音。

最后,我希望该书能够引起更多人的关注和重视。让我们携手共进,为女性的生殖健康事业贡献我们的力量。同时,我也期待未来能够有更多的医学科普书问世,为公众普及医学知识、提高健康素养发挥更大的作用。

叶　炜

北京协和医院血管外科

序　二

子宫，作为女性的重要器官，承担着孕育生命的重任。然而，子宫肌瘤、子宫腺肌病、胎盘植入等疾病的高发，不仅对女性的身体健康构成威胁，还对她们的心理和生活质量造成巨大影响。传统治疗方法中，子宫切除术虽然能彻底解决问题，但也带来了诸多身心方面的后遗症和困扰。为了让更多女性能够在保留子宫的前提下获得有效治疗，血管介入技术开始应用在妇产科领域。

在医学迅猛发展的今天，妇产科疾病的治疗手段也在不断创新与进步。血管介入技术的发展在妇产科领域经历了一个从无到有、从初步尝试到广泛应用的过程。最初，血管介入技术主要应用于心血管疾病的治疗。随着技术的不断成熟，介入放射学逐渐拓展到其他医学领域。20世纪90年代，子宫动脉栓塞术开始被应用于治疗子宫肌瘤，取得了显著效果。经过数十年的发展，子宫动脉栓塞术已经成为治疗子宫肌瘤的一种重要手段，被广泛认可和接受，也应用在子宫腺肌病、胎盘植入、产后出血等领域。其创面小、效果显著、恢复快等优点，使得越来越多的女性患者选择这一治疗方式，从而避免了行子宫切除术后带来的巨大创伤。

《子宫保卫战》全面介绍了血管介入技术，特别是子宫动脉栓塞术，在治疗子宫肌瘤和其他子宫相关疾病中的应用与优势。这种微创技术通过阻断子宫肌瘤的血液供应，使其逐渐萎缩甚至消失，从而避免切除子宫。子宫动脉栓塞术不仅具有创伤小、恢复快的优点，还能有效保留女性的生殖功能和提高生活质量，真正达到了“保卫子宫”的目的。

该书由众多在妇产科介入领域具有丰富经验的专家撰写，他们结合最新的临床研究成果和丰富的治疗经验，以通俗易懂的语言，向读者系统介绍了血管介入技术的原理、适应证、操作流程及术后护理等内容。同时，书中还穿插了许多真实的案例，通过这些生动的案例，读者可以更直观地了解介入治疗的效果和优势。

该书不仅是一部医学科普书，还是一份健康宣言。编者们不仅注重科学知识的普及，更关注女性健康观念的转变。希望通过该书，能够唤起广大女性对自身健康的重视，了解先进的妇产科治疗手段，关爱子宫，拒绝伤害，让女性的生命之花绚丽绽放。

愿该书成为您在妇产科健康领域的良师益友，帮助更多女性朋友保护自己的子宫，享受健康、幸福的生活。

张 靖
中国医师协会介入医师分会妇儿介入专委会主任委员
中国妇儿介入联盟主席

前　言

女性，是这个世界上拥有着神奇魅力的一群人；而母亲，则是这世界上最伟大的人。在远古的原始社会，母亲辛勤劳作、养育儿女，人们组成“母系”氏族，围绕着母亲生活。而随着社会的发展，“父系”社会逐渐来临，但女性们依然承担着人类生殖繁衍和为社会进步拼搏事业的任务。有人说，母亲的伟大之处在于，她们可以忍受生命中的苦难和磨难，用自己的力量撑起家庭和事业。在家庭中，女性是母亲、是妻子、是女儿，用自己的智慧和温暖，营造出一个幸福和谐的家庭。在职场中，优秀的女性用自己的才华和勤奋，成为工作中的佼佼者。无论是在家庭还是在职场，女性都用不屈不挠的生命力，展现着自己最强大的一面。

2013 年 10 月 31 日，在同全国妇联新一届领导班子集体谈话时，习近平总书记指出：“妇女能顶半边天。这句话说得何等豪迈啊！”妇女是推动社会发展和进步的重要力量。习近平总书记提到，妇女是人类文明的开创者、社会进步的推动者，妇女事业始终是党和人民事业的重要组成部分。广大妇女是新时代中国特色社会主义高质量发展的重要力量，女性的健康问题同样值得关注。2021 年 9 月，国务院印发的《中国妇女发展纲要(2021—2030年)》将“妇女与健康”列为发展领域的首位,并将“生殖健康和优生优育知识全面普及”列为女性健康的主要目标之一。然而,世界卫生组织(World Health Organization,WHO)的调查显示,我国有96%以上的已婚妇女患有不同程度的妇科疾病,常见的妇科病发病率在87.6%以上,我国妇女宫颈癌的发病人数占世界的1/3。有报道表明,保守估计,我国每年至少有超过100万女童与育龄期女性因疾病治疗而失去生育能力,老龄化明显提早。根据WHO癌症机构的调查,我国每年新发妇科恶性肿瘤超过450万例,放疗、化疗在提高患者存活率的同时,也严重损伤了女性的卵巢功能,导致患者丧失生育能力。另外,每年有超过500万的妇女因各种疾病行子宫切除术。在美国,平均每分钟就有一名女性切除子宫。我国每年子宫切除术例数在280万以上,据统计,90%以上都是良性疾病,如子宫肌瘤、子宫腺肌病等。美国妇产科学院统计,有70%的患者是没有必要切除子宫的,因此保留子宫的手术具有更广泛的需求。现代女性,正在因为各种疾病切除子宫,丧失生育能力,发生早衰。

而生育本身对女性来说也是一个考验,甚至对于某些人来说,是关乎生死的考验。随着我国两孩、三孩政策的实施,越来越多的家庭选择孕育新的生命,随之而来的是高龄、剖宫产后出血等高危孕产妇,而产后出血是她们必须跨过去的那道坎。据权威报道,产后出血仍是目前世界范围内孕产妇死亡的主要原因,但绝大多数产后出血所导致的孕产妇死亡是可避免或创造条件可避免的,关键在于早期诊断和正确处理。以往，产后大出血的患者在常规治疗方法无法止血时，为了挽救生命需要切除子宫。近年来，随着各国医学工作者的不懈努力及各项指导性文件推出，产后出血处置措施不断改善，其中最重要的一点是子宫的保留率越来越高，而这得益于血管介入技术在产后出血中的应用。

血管介入技术，又称介入治疗，伴随医学的进一步发展应运而生，是介于内科治疗和外科治疗之间的一种特殊治疗方法，既有内科治疗的思路，又有外科治疗的方法，并且有着内科学、外科学所不具备的优势。国际上已将其列为与内科治疗学、外科治疗学并驾齐驱的第三大治疗学科。将血管介入技术应用于妇产科疾病的治疗已有30余年的历史，其在妇产科疾病治疗中取得了不俗的疗效。对于被称为“妇科第一瘤”的子宫肌瘤，介入治疗有着得天独厚的优势。美国前国务卿赖斯是这个手术的“代言人”，她因患子宫肌瘤于2004年11月19日接受了介入手术，手术耗时1.5小时，11月20日（术后第1天）回到家中，11月22日（术后第3天）返回工作岗位，在美国国内引起轰动。人们好奇赖斯接受的手术为何让血管介入科医师主刀，而不是妇产科医生主刀？为什么只在医院住了1个晚上？术后第3天就去上班了？由此，子宫肌瘤的介入治疗走进大众视野。目前的研究表明，血管介入技术治疗子宫肌瘤症状缓解率在术后3个月为84.67%，术后1年为90%，术后5年的复发率为6.62%，而同样具有保留子宫功效的子宫肌瘤剔除术，其术后2年复发率为20%，术后5年复发率为50%。另外，一项为期10年的研究发现，约2/3接受介入治疗的子宫肌瘤患者可以避免行子宫切除术。而对于被称为“不死的癌症”的子宫腺肌病而言，接受介入治疗后，患者痛经的缓解率在术后6个月为79.58%，术后5年总有效率为51.61%，术后5年的复发率为33.33%，并且术后月经量过多复发率一直处于较低水平，术后5年仅为2.56%。血管介入技术治疗子宫腺肌病虽然尚未达到非常理想的效果，但目前仍无一种保守治疗的方法能够达到此效果。

而对于更加凶险的产后出血，国内外的专家已达成共识：若经各种保守处理效果均不理想，在决定子宫切除前，应尝试介入栓塞止血。介入治疗一方面挽救了产妇的生命，另一方面也保住了子宫，为产科医生解除了后顾之忧，获得了妇产科医生的认可。在妇科恶性肿瘤中，介入治疗同样具有应用前景，相关文献报道，此方法让约50%的Ⅱb和Ⅲb的宫颈癌患者获得了手术的机会，相信未来的研究会有更好的结果。由此可见，血管介入技术治疗妇产科疾病最大的优点在于创伤小、可以保留子宫，对于广大女性而言可谓是“福音”。

作为“福音”的传播者之一，福建省妇幼保健院血管外科&介入治疗科，一个深耕于妇产科介入治疗的团队，不仅致力于临床实践工作，而且热心于将血管介入技术在妇产科领域的应用进行全面的推广。我们要做的不仅仅是让福建省内的患者享受福建省妇幼保健院高质量发展带来的红利，也想让更多的公众，特别是女性朋友能够了解这项技术，在治疗疾病和切除子宫的困难抉择中多一个选项，甚至能从疾病的痛苦中解脱出来，因为子宫不仅仅是女性孕育生命的器官，也与女性的内分泌、精神状态和生活质量息息相关。2016年10月，中共中央、国务院印发《“健康中国2030”规划纲要》，提出“普及健康生活、优化健康服务、完善健康保障、建设健康环境、发展健康产业”等五个方面的战略任务。医学科普是人们实现幸福美好生活的需求，可以帮助人们在信息海洋中披沙拣金，对健康知识去伪求真。医学科普在拉近医学知识和普通民众距离的同时也提升了社会和个人应对突发公共卫生事件的能力。因此，医学科普是实施健康中国战略的内在要求和关键途径之一。

在临床实践中，许多接受介入治疗后缓解病痛、保留子宫，甚至再次孕育生命的患者在就诊时会说：“医生，这么好的技术，您怎么不做科普啊，很多人都不知道还有这个选择。”而这也是我们编写这本科普书的初衷，我们希望广大女性朋友对妇科疾病有所了解，在日常工作和生活中注重对子宫的保养，而当迫不得已要切除子宫时能够想起或许血管介入技术可以解决问题；也希望通过这本书加深广大妇产科医生对血管介入技术的了解，在合适的时候向患者推荐这项技术；最后感谢为本书出版付出辛勤努力的专家和编者们，感谢每一位关注和支持本书的读者朋友。我们希望这本书成为一个“长效处方”，能让更多的女性避免切除子宫，打赢这场“子宫保卫战”！

编者

目　录

第一章　女性生殖系统的组成

女性生殖系统由内、外生殖器两部分组成，内生殖器由生殖腺（卵巢）、输送管道（输卵管、子宫和阴道）及附属腺（前庭大腺）组成，外生殖器即女阴。如图1.1所示。本章主要介绍卵巢、输卵管和子宫，临床上常把输卵管和卵巢统称为子宫附件。

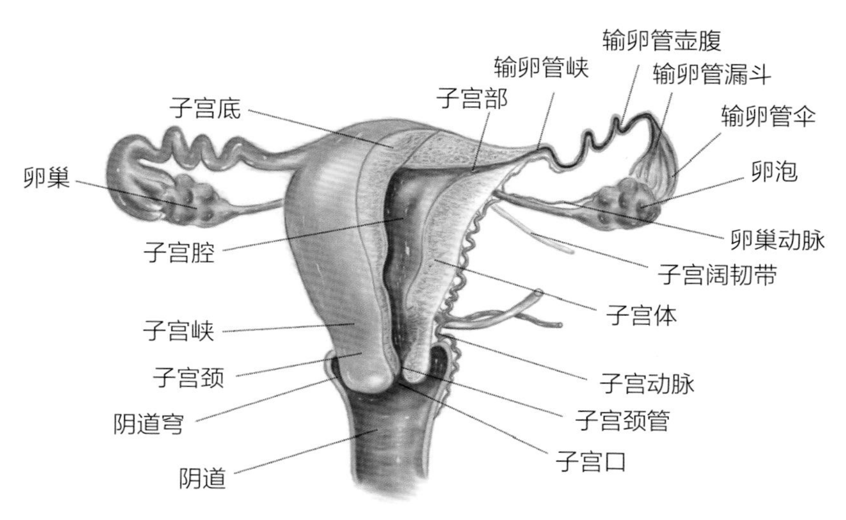

图1.1　女性生殖系统

一、卵巢

卵巢是女性生殖腺，主要功能是产生卵子、分泌雌激素和孕激素。

（一）位置和形态

卵巢是略呈灰红色扁卵圆形的实质器官，左右各一，被子宫阔韧带后层所包绕，其大小、形状和位置随年龄、发育及是否妊娠而异。卵巢上端被输卵管围绕，下端以卵巢固有韧带连于子宫角，前缘借卵巢系膜连于子宫阔韧带，后缘游离。

（二）血液供应

卵巢的营养主要来自卵巢动脉，两侧卵巢动脉多起于腹主动脉前外侧壁，部分左卵巢动脉起自左肾动脉，在卵巢系膜内分支分布于卵巢和输卵管，并与子宫动脉的卵巢支吻合。依据子宫动脉和卵巢动脉对卵巢血液供应的状况，卵巢血供（图1.2）可分为以下4种情况：

（1）吻合管理型：由子宫动脉和卵巢动脉的分支互相吻合共同供应。

（2）分区管理型：由子宫动脉卵巢支供应卵巢的内侧部，由卵巢动脉供应卵巢的外侧部。

（3）仅由子宫动脉供应。

（4）仅由卵巢动脉供应。

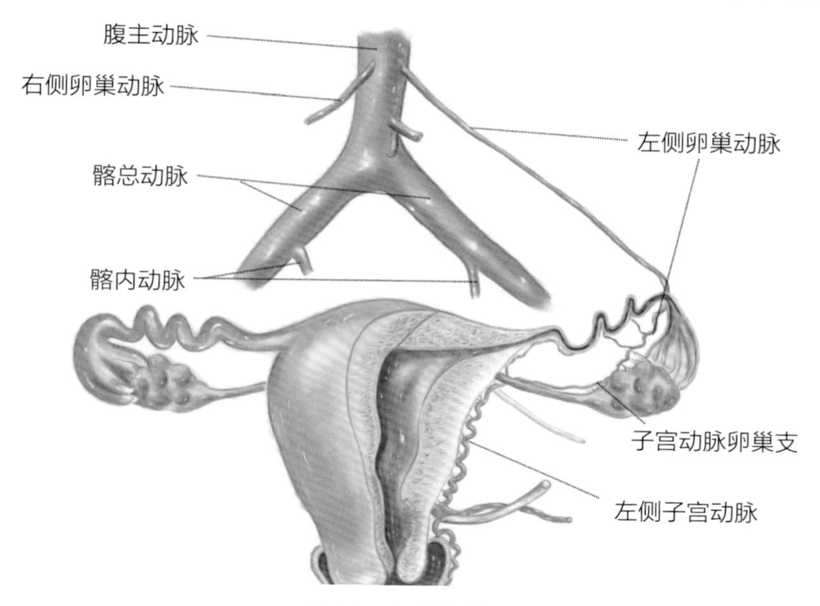

图1.2　卵巢血供图

卵巢静脉在骨盆腔内与同名动脉伴行，一般而言，左侧注入左肾静脉，右侧注入下腔静脉。

二、输卵管

（一）位置和形态

输卵管是负责输送卵子和受精卵的肌性管道，也是精卵相遇结合的重要场所。

输卵管常位于子宫阔韧带的上缘内，内侧端以输卵管子宫口与子宫腔相通，外侧端以输卵管腹腔口开口于腹膜腔。输卵管由

内向外分为4个部分:

(1) 输卵管子宫部。

(2) 输卵管峡。峡部是输卵管结扎术的常选部位。

(3) 输卵管壶腹,通常是卵子与精子结合成受精卵的场所。受精卵在输卵管壶腹部妊娠是异位妊娠中发生率最高,常引起输卵管破裂大出血而危及孕妇的生命。

(4) 输卵管漏斗部,当卵巢排出卵子时,输卵管伞会通过扇动将卵子吸入输卵管腹腔口。

(二) 血液供应

输卵管的动脉来自子宫动脉和卵巢动脉。子宫动脉的输卵管支和峡支分布于输卵管子宫部和内侧2/3段,卵巢动脉的伞支主要分布于输卵管漏斗部和壶腹部。并且,子宫动脉和卵巢动脉之间互相吻合,发出20~30条小支分布于输卵管壁。输卵管的静脉向外侧汇入卵巢静脉,向内侧汇入子宫静脉。

三、子宫

子宫被喻为我们生命的第一个摇篮,是受精卵着床和胎儿孕育的场所,也是女性生殖系统中重要的脏器之一。

(一) 形态结构

成年女性未孕子宫呈前后稍扁的中空肌性器官,壁厚腔小,呈倒置的梨形,可分为底、体、颈三部分。子宫底为两侧输卵管子宫口连线以上的圆凸部分。子宫颈下端较窄且呈圆柱状,四周有阴道附着;突入阴道的部分称子宫颈阴道部,位于阴道以上的部分称子宫颈阴道上部。子宫颈为肿瘤的好发部位。子宫底与子宫颈之间为子宫体。子宫体与子宫颈移行处较为狭细的部分称子宫峡。非妊娠时,子宫峡不明显;妊娠期,子宫峡逐渐伸展变长,产科剖宫术常在此处切开子宫。子宫内的腔隙可分为两部:上部在子宫体内,称子宫腔;下部在子宫颈内,称子宫颈管。子宫颈管上通子宫腔,下通阴道。

成年女性非孕子宫的壁可分三层:外层为浆膜;中层为厚肌层,由平滑肌组成;内层为黏膜,即子宫内膜,随月经周期增生和脱落,脱落的内膜伴血液由阴道流出,即为月经。

(二)位置毗邻及固定装置

子宫位于盆腔中央,在膀胱与直肠之间。当膀胱空虚时,正常成人子宫呈轻度的前倾前屈位。子宫有较大的活动性,其位置和姿势可随其前、后方的膀胱和直肠的充盈程度发生变化。子宫上方有肠袢,下方接阴道,两侧连输卵管、卵巢固有韧带和子宫阔韧带。前面隔膀胱子宫陷凹与膀胱上部相邻,后面隔直肠子宫陷凹与直肠相邻。如图1.3所示。

子宫借周围的韧带、阴道、尿生殖膈和盆底肌等结构维持其正常位置。维持子宫前倾前屈位的主要韧带有:子宫阔韧带、子宫圆韧带、子宫主韧带、子宫骶韧带和耻骨子宫韧带。除上述韧带外,盆底肌、尿生殖膈和阴道的托持以及周围结缔组织等结构对维持子宫的正常位置也起到很大作用。

因此,产后或者行子宫切除术后,子宫周围的韧带可能损伤或者被切断,与之相关联的组织或器官的位置可能发生改变,进而可能影响患者排尿、排便和性生活等。

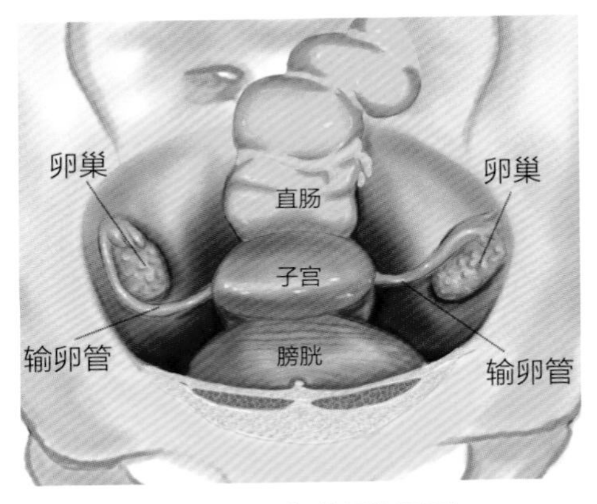

图1.3 子宫毗邻位置图

（三）血液供应、淋巴引流和神经支配

1. 血液供应

子宫的动脉血主要来自子宫动脉，部分来自卵巢动脉。如图1.4所示。

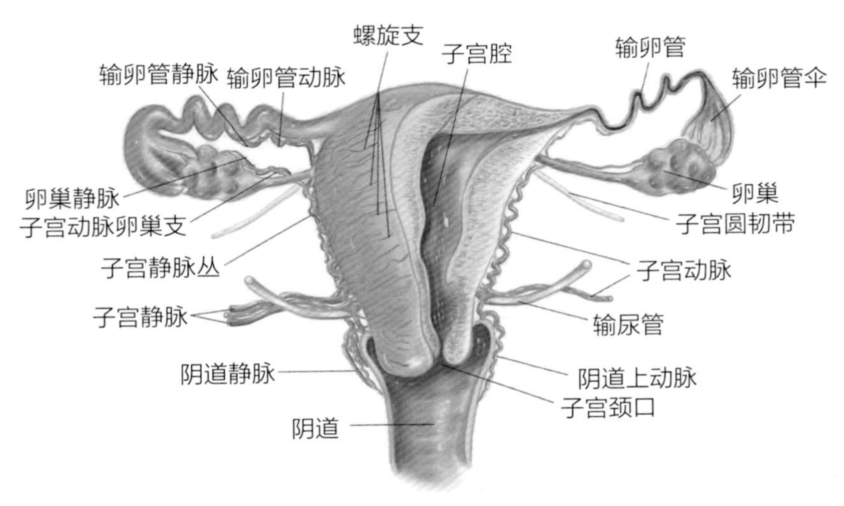

图1.4 子宫血管图

大多数情况下，子宫动脉外径为2～3 mm，子宫动脉由髂内动脉分出后，分为升支和降支（又称上行支和下行支）。

升支较粗大，是子宫动脉主干的延续，沿子宫侧缘或偏前方在子宫阔韧带内迂曲上行，达子宫底高度，沿途发出许多小分支，分布于子宫前、后面壁，最后在子宫角处分为宫底支、输卵管支和卵巢支，主要分布于输卵管和卵巢。

降支沿子宫颈阴道上部的侧缘或偏其前面下行，至阴道而移行为终支，终支与对侧同名动脉及向下与阴道动脉分支吻合。

不同的病人、不同的疾病，其子宫动脉的形态也是不相同的，而且子宫动脉形态的变化是多种多样的，因此要根据子宫动脉的不同形态选择不同的导管。

子宫静脉丛位于子宫两侧的子宫阔韧带内，与阴道静脉丛和卵巢静脉丛吻合。该静脉丛在子宫口平面高度汇合成子宫静脉，最终汇入髂内静脉。

2. 神经支配

子宫多由发自盆丛的子宫阴道神经丛支配。此丛位于子宫颈阴道上部外侧的阔韧带内。交感、副交感神经纤维皆通过此丛，从丛内发出的神经纤维随血管分布于子宫和阴道上部。

四、阴道

阴道是连接子宫和外生殖器的肌性管道，是女性的性交接器官，也是排出月经和娩出胎儿的通道。阴道位于子宫下方、小骨盆中央，是由黏膜、肌层和外膜组成的富于伸展性的管道，其长轴斜向前下，上端包绕子宫颈阴道部，较宽阔，形成环形凹陷，称阴道穹，下部较窄，开口于阴道前庭。

多数情况下，阴道上部有子宫动脉的子宫颈支和阴道支分布，中部有膀胱动脉的阴道支分布，下部有直肠下动脉和阴部内动脉的分支分布。阴道的静脉在阴道两侧形成阴道静脉丛，并与子宫静脉丛合成子宫阴道静脉丛，该静脉丛每侧汇合成1～2条阴道静脉，直接或间接途经子宫静脉注入髂内静脉，且多与膀胱静脉丛和直肠静脉丛之间亦有吻合。

五、盆腔血管

盆腔血管的正常解剖如图1.5所示。

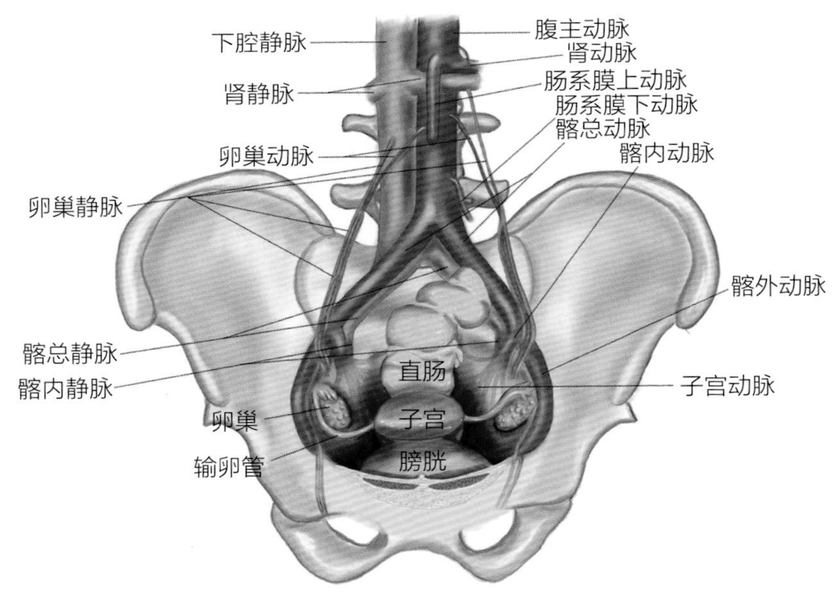

图1.5　女性盆腔动脉血液供应示意图

众所周知，一个器官新陈代谢所需的营养物质和氧气均来自动脉血液的供应，而介入治疗正是着眼于这个特点，应用导丝、导管等器材通过血管内的操作对疾病进行治疗的技术。近年来，随着介入治疗技术的出现和发展，使妇产科疾病微创治疗成为现实，改变了部分妇产科疾病治疗的理念，如对子宫肌瘤而言，以往的治疗多是切除子宫或切开子宫，而介入治疗则是通过栓塞肌瘤的血管、切断其营养来源以达到“饿死”肌瘤的目的，这样既能保留子宫的完整性，又能治疗疾病。介入治疗目前主要应用于治疗各种妇科恶性肿瘤、子宫肌瘤、子宫腺肌病、产后出血和异位妊娠等，其疗效得到了行业和患者的肯定。

在应用血管介入技术进行疾病的治疗时，导管是否能准确地插入预选合适的靶血管是血管内介入造影、诊断、治疗成功的关键。因此，了解、熟悉正常的盆腔血管解剖，包括血管的起始部位、走行、形态、管径的粗细及与体表特征的关系等，对于进行血管介入治疗是非常必要的。

女性盆腔的动脉血供主要源自腹主动脉延续而来的髂外动脉、髂内动脉及这三大主干的分支。

（一）腹主动脉及分支

腹主动脉（abdominal aorta），又称主动脉腹部，全长14～15 cm，周径为2.9～3.0 cm，分支分为壁支和脏支两类。

（1）壁支：主要是指分布于腹壁的分支。

（2）脏支：主要是指分布于腹盆腔脏器的分支，又分为不成对脏支和成对脏支两种。

不成对的脏支：① 腹腔干；② 肠系膜上动脉；③ 肠系膜下动脉。

成对的脏支：① 肾上腺中动脉；② 肾动脉；③ 卵巢动脉：在肾动脉起点平面稍下方，起自腹主动脉的前外侧壁，在腹膜后隙内斜向外下方，越过输尿管前方，在腰大肌前面下行。卵巢动脉在小骨盆上缘处经卵巢悬韧带，分布于卵巢。

腹主动脉发出以上分支后主干继续下行，至腰4～5椎体高度平面发出了左、右髂总动脉，两侧髂总动脉由内行向外下，至骶髂关节前方分为髂内、外动脉。

（二）髂外动脉及分支

髂外动脉（external iliac artery）沿腰大肌内侧缘下行，经腹股沟韧带中点深面至股前部，移行为股动脉。女性的卵巢血管和子宫圆韧带跨过其前方。

股动脉是髂外动脉的直接延续，上段位置表浅，在腹股沟韧带中点稍下方可触及搏动，所以该动脉是临床插管技术中较为方便、常用的穿刺动脉之一，一般在腹股沟中点下方0.5 cm，触及股动脉搏动最明显处穿刺。

（三）髂内动脉及分支

髂内动脉（internal iliac artery）是盆腔内脏的主要血供来源，也是盆壁血供不可缺少的动脉，因此髂内动脉是妇产科疾病选择性动脉插管治疗中最常被选用的血管。

髂内动脉长约4 cm，自髂总动脉发出后就向下越过骨盆上口入盆腔，沿盆后外侧壁下行，至梨状肌上缘处分成前、后两干，前干分为壁支和脏支，后干则全属壁支。髂内动脉前方为输尿管跨过，后方有腰骶间盘、腰骶干与髂内静脉伴行；内侧被壁膜覆盖;外侧隔髂外静脉末端、髂总静脉起始部与腰大肌相邻,下部与闭孔神经邻接;左侧髂内动脉与乙状结肠相邻。

髂内动脉前干的壁支有:① 闭孔动脉;② 臀下动脉。

髂内动脉前干的主要脏支有:① 脐动脉;② 膀胱下动脉;③ 子宫动脉(如前所述);④ 直肠下动脉;⑤ 阴部内动脉:起自髂内动脉前干末端,经坐骨大孔出骨盆,下行穿梨状肌下孔出盆腔进入臀部,再经坐骨小孔入会阴,分布至会阴及外生殖器。

髂内动脉后干的分支有髂腰动脉、骶外侧动脉、臀上动脉、骶正中动脉等。

髂内动脉分支变异较多,中国人髂内动脉分型资料丰富。大多数情况下,髂内动脉三大分支有臀上动脉、臀下动脉和阴部内动脉,在出盆腔时常与神经丛有密切关系。了解髂内动脉分支变异情况及分支与骶丛的关系,可指导插管与导管运行的方向,可避免不必要的分支栓塞而诱发骶丛因血供减少而受损。

(四)腹部和盆腔的动脉吻合

腹部和盆腔之间有大量的潜在性吻合支存在,当主动脉、髂动脉和股动脉某处发生阻塞时,这些吻合支会开通,起到代偿血液循环的作用,吻合也为血管介入诊疗提供了更多途径的可能性。

在盆腔内建立一些重要器官侧支循环主要通过下列吻合支:

(1) 子宫及双附件:源自髂内动脉的子宫动脉与源自腹主动脉或肾动脉的卵巢动脉之间的吻合。

(2) 阴道:源自髂内动脉的子宫动脉阴道支、阴道动脉和阴部内动脉与源自股动脉的阴部外动脉之间的吻合。

(3) 膀胱:源自髂内动脉的膀胱上、下动脉及阴道动脉与源自髂外动脉的腹壁下动脉之间的吻合。

(4) 直肠及肛管:源自肠系膜下动脉的直肠上动脉与源自髂内动脉的直肠下动脉及阴部内动脉的肛门动脉之间的吻合。

(5) 外阴:源自髂内动脉的阴部内动脉与源自股动脉的阴部外动脉之间的吻合。

女性生殖器官的供血动脉主要来自子宫动脉和卵巢动脉,少部分来自骶中动脉、直肠上动脉、膀胱动脉、闭孔动脉等,而子宫动脉和卵巢动脉分别来源于髂总动脉和腹主动脉。综上可见,子宫动脉的血供很丰富,还有大量侧支循环,这也是临床行子宫动脉栓塞术(uterine artery embolization,UAE)而不会导致子宫缺血坏死的解剖学基础。

(五) 盆腔的静脉

盆腔静脉由髂静脉系统、会阴静脉系统和其他静脉系统组成。在此,我们主要介绍髂静脉系统。

髂静脉系统分为髂总静脉、髂外静脉和髂内静脉。

(1) 髂总静脉主要收集髂外、髂内静脉血流,同时还包括以下属支:髂腰静脉、腰升静脉、骶正中静脉等。

(2) 髂外静脉是股总静脉的延续,同时还包括以下属支:旋髂深静脉、腹壁下静脉等。

(3) 髂内静脉由盆腔内静脉汇聚而成,在骶髂关节前方与髂外静脉汇合成髂总静脉,髂内静脉的属支分为壁支和脏支。壁支与同名动脉相伴行,收集动脉分布区的静脉血;脏支起自盆内脏器周围的静脉丛,包括直肠内静脉丛、直肠外静脉丛、阴道静脉丛、子宫静脉丛、膀胱静脉丛、阴部静脉丛。直肠内静脉丛位于黏膜上皮的外面;直肠外静脉丛位于肌层的外面。直肠静脉丛的上部主要汇入直肠上静脉，经肠系膜下静脉注入肝门静脉；直肠静脉丛的下部主要经直肠下静脉和肛静脉回流入髂内静脉。直肠内、外静脉丛之间有广泛的吻合，为肝门静脉系和腔静脉系之间的交通之一。膀胱静脉丛位于膀胱下部周围。女性的子宫静脉丛和阴道静脉丛位于子宫和阴道的两侧，它们各自汇合成干，注入髂内静脉。卵巢静脉丛位于卵巢周围和输卵管附近的子宫阔韧带内，该丛汇集为卵巢静脉，伴随同名动脉上行，左、右侧分别注入左肾静脉和下腔静脉。

盆腔内静脉丛的腔内无瓣膜，各丛之间的吻合丰富，有利于血液的回流。骶静脉丛可经椎内外静脉丛与颅内静脉交通。某些盆腔的肿瘤（如前列腺癌、卵巢癌）可经此路径，而不经肺循环扩散至颅内。

最终，左、右髂总静脉汇合成下腔静脉（inferior vena cava），汇合部位多平第4或第5腰椎水平。所以，下腔静脉收集下肢、盆部和腹部的静脉血。下腔静脉在脊柱的右下方，沿腹主动脉的右侧上行，经肝的腔静脉沟、穿膈的腔静脉孔，最后开口于右心房。

第二章　产后出血

“十月怀胎，一朝分娩”，而产后出血(postpartum hemorrhage，PPH)是产科的危急并发症，发生率为1%～10%，目前仍是导致我国孕产妇死亡的主要原因。

问：什么是PPH？

答：胎儿娩出后24小时内，阴道分娩者出血量≥500 mL或剖宫产分娩者出血量≥1000 mL，即为PPH。如图2.1所示。

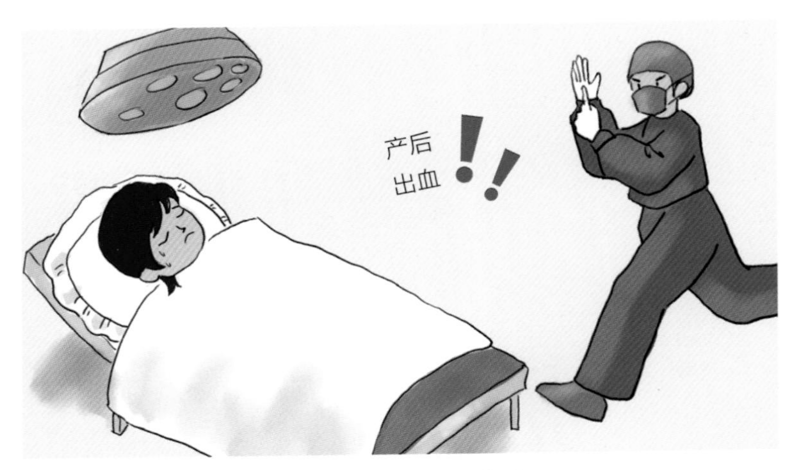

图2.1　产后出血示意图

问：PPH有什么症状？

答：主要表现为胎儿娩出后阴道流血、剖宫产时胎盘剥离而出血不止等情况。若产妇失血过多可引起严重贫血,甚至失血性休克,具体表现为烦躁、口渴、头晕、皮肤苍白、四肢湿冷等。

问:导致PPH的原因有哪些?

答:PPH有四大原因:子宫收缩乏力、软产道损伤、胎盘因素、凝血功能障碍,其中子宫收缩乏力是最常见的原因。分娩后,如果产妇的子宫平滑肌无法维持正常的收缩和缩复功能,就不能有效地压迫肌束间的血管,短时间就可能发生严重的失血情况,甚至休克。近年来,由于高人工流产率和高剖宫产率,胎盘因素导致的产后出血问题越来越突出。上述四种原因可以合并存在或互为因果,其中每种原因又有着相应的病因和高危因素。

问:哪些人易发生PPH?

答:所有孕产妇都有发生PPH的可能,但存在以下一种或多种高危因素者更容易患PPH。

体质虚弱或者合并慢性全身性疾病的产妇,因精神紧张,进食量少,分娩过程中消耗大量的体力,会引起子宫收缩乏力导致PPH。

临产时过多使用麻醉剂、镇静剂或宫缩抑制剂等药物,产程中出现急产、产程延长或滞产、试产失败等情况也会导致子宫收缩乏力。

当然,如果孕产妇存在羊水过多、多胎妊娠、巨大儿这些情况,会导致子宫过度膨胀,分娩后子宫收缩乏力风险增加,继而导致PPH。

此外,并发子痫前期、羊膜腔感染,既往多产、剖宫产史、子宫肌瘤剔除术等损伤子宫肌壁,子宫发育异常等问题,也容易导致子宫收缩乏力,从而发生PPH。

剖宫产切口的裂伤,或因产道扩张不充分、胎头娩出过快、软产道弹性差、水肿或瘢痕等原因造成阴道、会阴裂伤的人群，易发生PPH；还可见于子宫破裂、子宫内翻者。

胎盘因素包括胎盘早剥，常由妊娠期高血压疾病、腹部外伤或仰卧位低血压综合征，以及胎盘滞留、胎盘胎膜残留等所致。此外，近年来前置胎盘、胎盘植入所致产后出血的比例明显增加。

患有遗传性凝血功能疾病、血小板减少症、重症肝炎等内科疾病，出现妊娠期急性脂肪肝、重度子痫前期、胎盘早剥、死胎、羊水栓塞、败血症等产科并发症，以及心脏换瓣术后长期口服华法林等抗凝治疗人群，都可能出现凝血功能异常，继而导致PPH。

问：PPH有什么危害？

答：PPH仍是目前世界范围内孕产妇死亡的主要原因。PPH还可导致急性呼吸窘迫综合征、休克、弥散性血管内凝血（disseminated intravascular coagulation，DIC）、急性肾衰竭、生育力丧失以及席汉氏综合征等严重并发症。绝大多数PPH所导致的孕产妇死亡是可避免或创造条件可避免的，其关键在于早期诊断和正确处理。随着各国临床工作者不懈努力及各项指导性文件推出，PPH处置结局不断改善，其中最重要的一点是子宫的保留率越来越高，而这得益于血管介入技术在PPH中的应用。

问：PPH有什么预防方法？

答：作为孕产妇，最重要的就是充分知晓PPH的高危因素，在孕前、孕期加强产前保健，按时进行产前检查，并详细提供既往子宫手术的病史与资料，包括剖宫产术、子宫肌瘤剜除术、宫腔镜手术、刮宫术等，以及既往有无PPH史等，以便医务人员评估

PPH的风险并及时采取预防措施。

(1) 孕前:坚持锻炼身体、平衡膳食、增强体质,体重超重、肥胖者应适当减重。做好婚检和孕前检查,积极治疗基础疾病,如贫血、凝血功能疾病、肝脏疾病、高血压、糖尿病等。

(2) 孕期:吃动平衡,保持孕期体重合理增长。孕期增重过多过快,会增加妊娠期高血糖、妊娠期高血压疾病、产后体重滞留和远期慢性病发病风险,以及巨大儿和剖宫产的风险,进而增加PPH风险。反之,若孕期过度节食或者挑食,出现贫血、分娩时体力不支等情况,也会增加PPH风险。因此,根据我国营养学会发布的《中国妇女妊娠期体重监测与评价》,参考孕期体重对照表(表2.1),适当增重或减重。

表2.1 孕期体重对照表

妊娠前BMI [(BMI=体重(kg)÷身高(m)]	总增重范围(kg)	妊娠早期增重范围(kg)	妊娠中晚期每周体重增长值及范围(kg)
低体重BMI<18.5	11~16	0~2	0.46(0.37~0.56)
正常体重 18.5≤BMI<24	8~14	0~2	0.37(0.26~0.48)
超重24≤BMI<28	7~11	0~2	0.30(0.22~0.37)
肥胖BMI≥28	5~9	0~2	0.22(0.15~0.30)

(3) 产时:避免精神紧张和盲目使力,务必听从医务人员的指导,充分理解和配合,从而减少产道严重裂伤和PPH的风险。

(4) 高危孕妇,尤其是前置胎盘、胎盘植入者,应于分娩前转诊到有输血和抢救条件的医院分娩。

问:如何治疗PPH?

答:(1)一般处理:积极补充血容量,必要时成分输血。保持呼吸道通畅、给氧,留置尿管。监测患者的体温、脉搏、呼吸、血压、尿量、血氧饱和度、输液量,动态监测血常规、凝血功能、肝肾功能等指标。

(2)止血处理:有效针对PPH病因,尽快止血。主要有以下几点原因:

① 子宫收缩乏力。初始阶段多采用保守措施,如使用子宫收缩药缩宫素、卡贝缩宫素等,同时进行子宫按摩及按压、止血药物等。若保守治疗无法有效止血,则需要进行外科手术,如宫腔水囊压迫或宫腔纱条填塞、子宫压迫缝合、盆腔血管结扎,或介入治疗,甚至切除子宫,以达到止血的目的。

② 软产道损伤。通过缝合裂伤恢复原解剖结构,尽早清除血肿。若为子宫破裂,需立即行开腹手术修补或切除子宫。子宫内翻者应行还纳术。

③ 胎盘因素。胎盘滞留或胎盘胎膜残留者行人工剥离胎盘术、刮宫术,但对于凶险性前置胎盘或胎盘植入,可采用盆腔血管结扎、子宫局部楔形切除、压迫缝合或介入治疗等方法。如果经保守手术治疗后,依然无法有效止血者,则应考虑及时切除子宫。

④ 凝血功能异常。一旦确诊,迅速补充相应的凝血因子,包括新鲜冰冻血浆、血小板、冷沉淀、纤维蛋白原。

问:血管介入技术是如何在治疗PPH患者的同时保留子宫的?

答:血管介入技术一般通过股动脉的穿刺完成动脉置管,先后完成腹主动脉造影、髂内动脉造影和(或)子宫动脉造影以寻找确定出血动脉，而后实施相应的血管栓塞，从而达到止血的目的。止血之后，患者的子宫得以保留，并且不对子宫的功能造成影响。如图2.2所示。

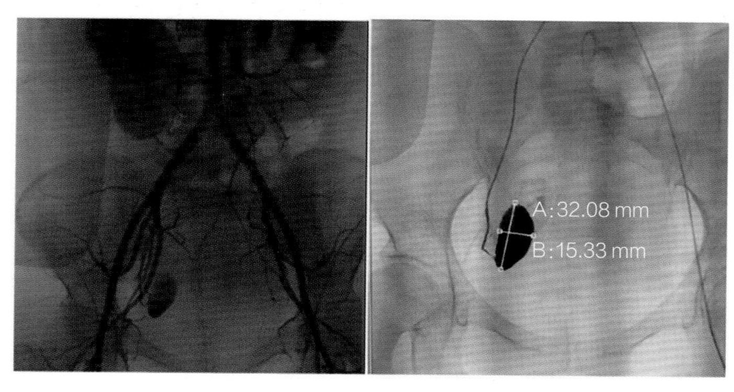

栓塞前

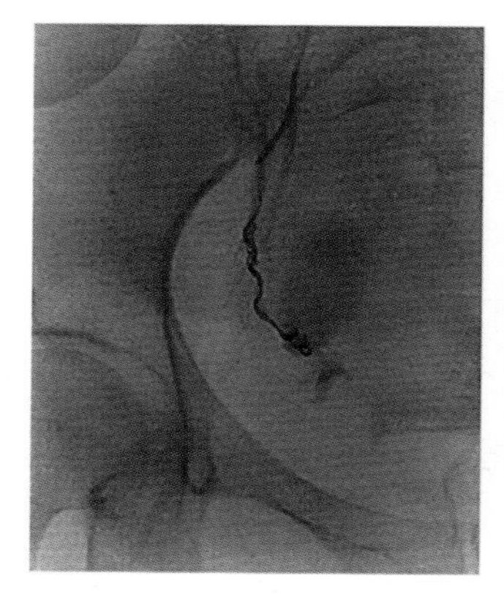

栓塞时

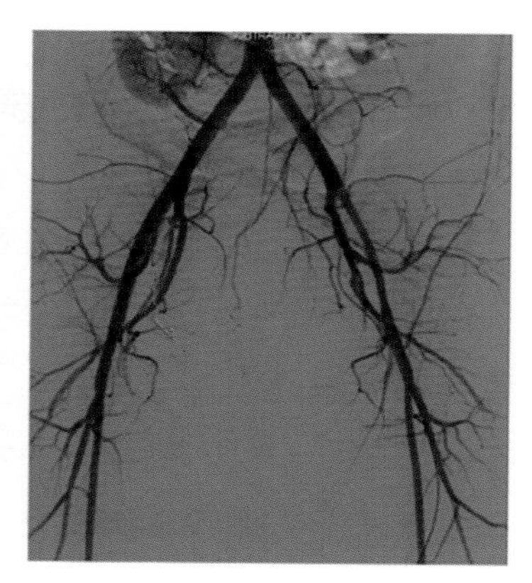

栓塞后

图2.2　右髂内动脉假性动脉瘤出血

问：血管介入技术治疗PPH的效果怎么样？

答：血管介入技术治疗PPH的手术成功率超过90%，有研究表明可以避免近80%的子宫切除术。2014年中华医学会妇产科学分会产科学组发布的《产后出血预防与处理指南》、2019年中国妇幼保健协会放射介入专业委员会发布的《血管内介入技术在产后出血防治中的应用专家共识》和美国妇产科医师学会于2017年发布的《产后出血指南》等国内外指南均推荐将血管介入技术应用于PPH的治疗。国内外指南强调:经各种保守处理效果均不理想,在决定子宫切除前,可尝试介入栓塞止血。血管介入技术在PPH发生发展的各种始动因素里,无论是早期PPH还是晚期PPH的治疗,均可发挥一定的积极作用。

案例分享

产后大出血的“救星”——子宫动脉栓塞术

2022年5月14日上午8点左右,正在血管外科&介入治疗科病房查房的詹腾辉副主任医师突然接到手术室的电话,一位产妇顺产后持续阴道出血,经过积极的药物治疗和紧急止血后仍有活动性出血,且最新的血常规提示血红蛋白只有36 g/L(正常人约120 g/L)。

詹主任迅速赶往手术室,与产科值班二线主任一起参与抢救。此时,产妇仍在出血,摆在他们面前的选择不多——切除子宫保命或者进行子宫动脉栓塞,在保命的前提下保留子宫。时间就是生命,在和家属充分沟通后,他们决定立即行子宫动脉栓塞术。

接到紧急手术的通知后,血管外科&介入治疗科的医生和介入治疗室的护士、技师等立即赶往介入手术室,在最短的时间内完成术前准备。该产妇在产科医师、麻醉医师的护送下进入介入手术室,经消毒、铺巾、穿刺股动脉、超选子宫动脉,造影发现其左侧阴部内动脉的分支动脉末端出血。于是詹主任团队超选择进入责任血管，注入明胶海绵颗粒，复查造影见末端出血的血管消失了(图2.3)。此时产科医生检查发现阴道出血也停止了。术后该产妇被送入ICU继续治疗，目前已经康复出院。得益于子宫动脉栓塞术，该产妇保住了子宫，保留了生育能力，避免了传统手术切除子宫的创伤。

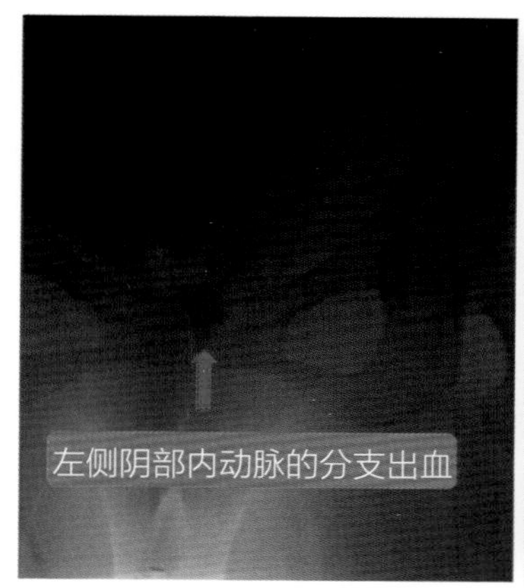

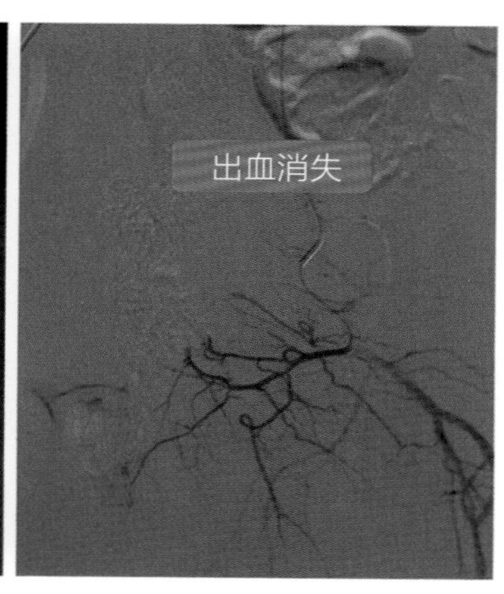

图2.3 介入栓塞治疗产后大出血

产后出血的最新定义为产后24小时内出血量≥1000 mL者，或伴有低血容量的症状和体征。产后出血是分娩的严重并发症之一，目前仍是世界范围内孕产妇死亡的主要原因。其治疗方法包括药物保守治疗、阴道/子宫填塞和手术治疗，经过积极保守治疗无效时，往往须行开腹手术甚至切除子宫。随着血管介入技术的普及，子宫动脉栓塞术取得了公认的效果，是需要保留子宫或不愿意开腹的产后大出血患者首选的治疗方法。子宫动脉栓塞术的手术成功率超过90%，有研究表明该项手术可以帮助约80%的患者避免切除子宫。国内外指南强调：经各种保守处理效果均不理想，在决定子宫切除前，可尝试介入栓塞止血。

资料来源：福建省妇幼保健院.“子宫保卫战”之产后大出血的救星：子宫动脉栓塞［EB/OL］.（2022-07-13）. https://mp. weixin. qq. com/s/Wb_fODyPnh3IAM64UH6XSg.

参考文献

中国妇幼保健协会放射介入专业委员会，中国医师协会微无创专业委员会手术安全委员会及质量控制专委会，中国医师协会微无创专业委员会妇产科出血性疾病全程管理专委会. 血管内介入技术在产后出血防治中的应用专家共识（2019）［J］. 中国实用妇科与产科杂志，2019，35（12）：1333-1339.

血管内介入技术在产后出血防治中的应用专家共识（2019）

第三章 瘢痕妊娠

问：什么是瘢痕妊娠？

答：子宫瘢痕部位妊娠，又称瘢痕妊娠（cesarean scar pregnancy，CSP），是一类特殊且高风险异位妊娠，是指既往有剖宫产、肌瘤剜除术及宫腔镜手术等子宫手术史，此次受精卵着床于先前的子宫手术瘢痕处，而非正常的子宫内膜处。其中，以剖宫产瘢痕部位妊娠最为常见。如图3.1所示。

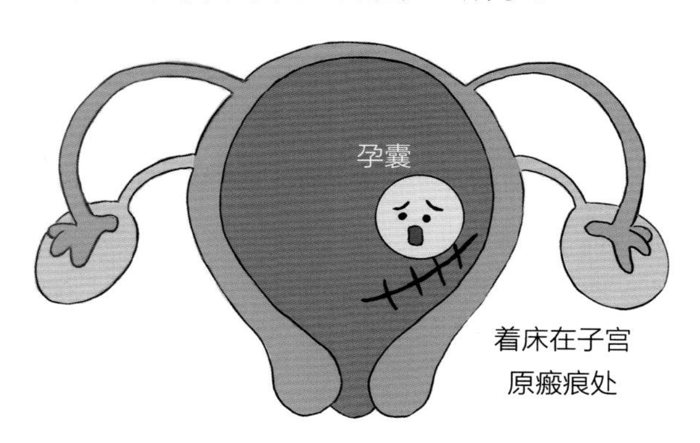

图3.1 瘢痕妊娠示意图

近年来，我国剖宫产率逐年上升，瘢痕妊娠的发生率也呈上升趋势，在至少有1次剖宫产术史的育龄期女性群体中的发病率为1:2216～1:1800，占有剖宫产史妇女异位妊娠的6.1%。一部分女性在以往生育时候选择了剖宫产，再次妊娠一定要警惕瘢痕妊娠。

问:瘢痕妊娠的发病原因是什么?

答:子宫手术往往会在子宫上留下瘢痕。这个地方常常有微小的裂隙,宫腔和黏膜层不完整,肌肉层之间更有缝隙,胚胎如果刚好在附近着床,就像一颗种子一样向肌肉层生长,因瘢痕处无正常肌层及内膜,底蜕膜发育不良或缺损,滋养细胞可直接侵入此处的子宫肌层并不断生长,绒毛与子宫肌层粘连植入,甚至穿透子宫肌层,常导致阴道大量流血以及晚期的子宫破裂,是较难处理的异常妊娠,其凶险程度不亚于宫外孕,是妇产科医生较为头痛的问题之一。

问:瘢痕妊娠主要有哪些表现?

答:早期常无特征性表现,大多数无腹痛,少数为轻微腹痛,约1/2患者以阴道出血就诊,表现为停经后淋漓出血、出血量不多或似月经样,或突然增多,或一开始即为突然大出血,血压下降,甚至休克,有些在人工流产过程中发生大量出血不止的情况,呈涌泉状且难以控制,短时间内血压下降,甚至休克。中晚孕的瘢痕妊娠可有子宫下段瘢痕压痛,合并破裂时有突发的剧烈腹痛、晕厥甚至休克,有生命危险。因此,有剖宫产史的早期妊娠孕妇出现阴道出血、腹痛等症状时,应及时就诊,以确认是否为瘢痕妊娠。如果出现突然的大量阴道出血等症状,应立即就医。

问:瘢痕妊娠如何诊断?

答:(1) 既往有子宫手术史的患者出现停经、血β-人绒毛膜促性腺激素(human chorionic gonadotropin,HCG)值升高,且符合妊娠期改变。妇科检查缺乏特征性的体征,个别患者子宫下段或峡部膨大增粗。

(2) 超声检查是本病的首选检查,可以帮助确定妊娠囊的位置,明确妊娠囊与子宫前臂下段肌层及膀胱的关系，以指导临床治疗。

（3）如果超声不能明确妊娠囊与子宫及其周围器官的关系，可行磁共振成像（magnetic resonance imaging，MRI）检查，MRI有良好的软组织分辨率，对剖宫产瘢痕组织和子宫肌层显影清晰，能准确判断胚胎植入情况。

问：瘢痕妊娠有哪些分型呢？

答：目前常用瘢痕妊娠分型是在超声下依据妊娠囊生长方向及妊娠囊与膀胱后壁间子宫肌层厚度作出的，对临床治疗有一定指导价值。

Ⅰ型：① 妊娠囊部分着床于子宫瘢痕处，部分或大部分位于宫腔内；② 妊娠囊与膀胱之间的子宫肌层变薄，厚度＞3 mm；③ 超声检查瘢痕处见滋养层血流信号（低阻血流）。

Ⅱ型：① 妊娠囊的位置和形态同Ⅰ型；② 妊娠囊和膀胱间子宫肌层厚度≤3 mm；③ 超声检查显示同Ⅰ型。

Ⅲ型：① 妊娠囊完全着床于子宫瘢痕处肌层并向膀胱方向外凸；② 宫腔及子宫颈管内空虚；③ 妊娠囊与膀胱间子宫肌层明显变薄，甚至缺失，厚度≤3 mm；④ 超声检查同Ⅰ型。Ⅲ型中有一种特殊的超声表现，即包块型，多见于瘢痕妊娠流产后（如药物流产后或负压吸引术后），子宫瘢痕处妊娠物残留并出血所致。

问：瘢痕妊娠如何治疗？

答：瘢痕妊娠严重时可危及生命危险，因此一旦确诊，应尽早终止妊娠。目前瘢痕妊娠的治疗手段有：① 子宫动脉栓塞术后清宫；② 超声监视下清宫术；③ 宫腔镜下妊娠物清除术；④ 子宫局部病灶切除及子宫瘢痕修补术；⑤ 子宫切除术；⑥ 全身及妊娠组织局部化疗。

由于任何一种单一治疗方法均存在局限性与不足，目前瘢痕妊娠以综合治疗为主。UAE辅助下各种方式妊娠物清除术，逐渐成为早期瘢痕妊娠治疗的主流方案。UAE在中、晚期瘢痕妊娠处理中也发挥着重要作用。

问：UAE如何治疗瘢痕妊娠？

答：UAE是通过血管介入技术，通过选择合适规格可吸收性颗粒栓塞剂有选择地栓塞双侧子宫动脉，直接减少子宫的血供，可达到迅速有效止血或预防出血目的；也可以使瘢痕病灶局部缺血缺氧，可促进胚胎及滋养叶细胞坏死、萎缩及脱落，降低后续宫腔操作术中及术后发生大出血风险。可吸收性颗粒栓塞剂在2～3周后开始吸收，3个月后可完全吸收，使90%以上被栓塞血管再通，最大限度地减少宫腔粘连的发生，保留患者再次生育的能力。目前大多数学者认为这种方法具有微创性、准确性和易操作性、副作用小、患者恢复快等特点，能清晰术野、减少术中术后出血量、缩短手术时间及降低子宫切除率，是一种有效、安全地减少产后出血的方法。如图3.2和图3.3所示。

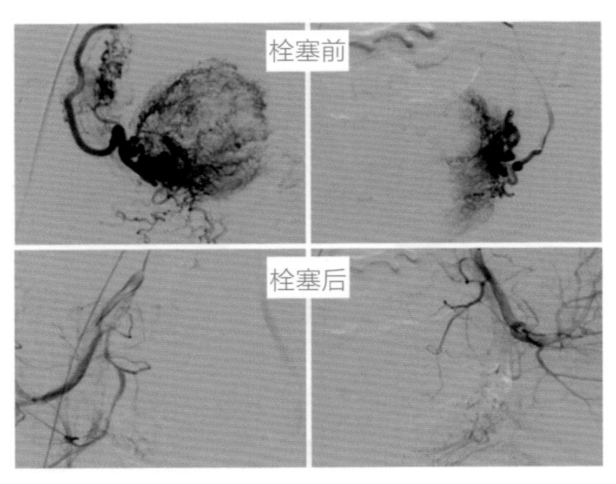

图3.2 介入栓塞治疗瘢痕妊娠

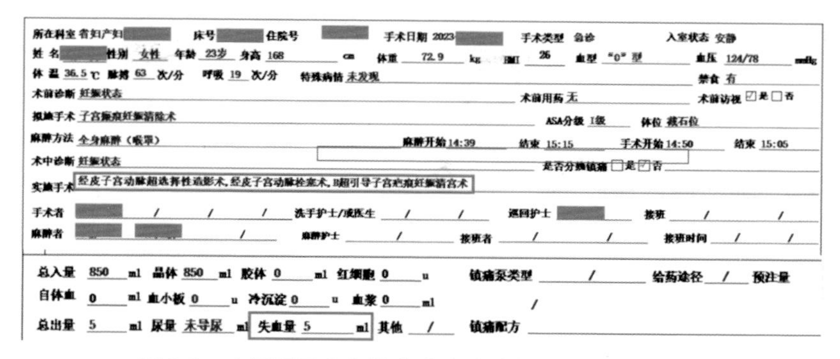

所在科室 省妇产妇 床号 住院号 手术日期 2023 手术类型 急诊 入室状态 安静
姓 名 性别 女性 年龄 23岁 身高 168 cm 体重 72.9 kg BMI 26 血型 "O"型 血压 124/78 mmHg
体 温 36.5 ℃ 脉搏 63 次/分 呼吸 19 次/分 特殊病情 未发现 禁食 有
术前诊断 妊娠状态 术前用药 无 术前访视 ☑是 □否
拟施手术 子宫瘢痕妊娠清除术 ASA分级 I级 体位 截石位
麻醉方法 全身麻醉（喉罩） 麻醉开始 14:39 结束 15:15 手术开始 14:50 结束 15:05
术中诊断 妊娠状态 是否分娩镇痛 □是 ☑否
实施手术 经皮子宫动脉超选择性造影术，经皮子宫动脉栓塞术，B超引导子宫疤痕妊娠清宫术
手术者 / / / 洗手护士/或医生 / / 巡回护士 接班 / /
麻醉者 / 麻醉护士 / 接班者 / / 接班时间 / /
总入量 850 ml 晶体 850 ml 胶体 0 ml 红细胞 0 u 镇痛泵类型 / 给药途径 / 预注量
自体血 0 ml 血小板 0 u 冷沉淀 0 u 血浆 0 ml /
总出量 5 ml 尿量 未导尿 ml 失血量 5 ml 其他 / 镇痛配方

图3.3 病例显示介入栓塞治疗瘢痕妊娠减少术中出血

问：UAE有哪些适应证和禁忌证？

答：适应证：① Ⅱ型和Ⅲ型瘢痕妊娠；② 部分瘢痕处血流丰富Ⅰ型瘢痕妊娠；③ 发生大出血需要紧急止血；④ 其他情况，如保留子宫愿望强烈、稀有血型等。

禁忌证：不存在明确绝对禁忌，相对禁忌证主要有对比剂过敏、穿刺点皮肤感染、盆腔活动性炎症、严重凝血功能障碍及多器官衰竭等。

问：瘢痕妊娠治愈后需要注意哪些问题？

答：瘢痕妊娠患者再次妊娠面临着种种风险，尤其是再次出现瘢痕妊娠。对于无生育要求的妇女，可遵医嘱采用长期且有效的避孕方法，如口服避孕药、宫内放置节育器、皮下埋植剂、阴道避孕环、输卵管结扎术等。对于有生育要求的妇女，建议治愈半年后再妊娠。

案例分享

刀疤上的生命——瘢痕妊娠

自从三孩生育政策开放以来，许多家庭纷纷准备增添新的家庭成员，但是一小部分孕妇，尤其是剖宫产后的妈妈们，再次怀孕就存在一些特殊的风险，其中就有瘢痕妊娠。

31岁的张女士，5年前在当地医院行剖宫产顺利产下第一个宝宝。为了响应国家的号召，准备了大半年的张女士一家，终于即将迎来第二个宝宝。然而，惊喜后却是噩梦，当地医院彩超发现张女士为瘢痕妊娠，存在术中大出血、子宫切除，甚至危及生命等严重后果。为了保住子宫，更为了生命安全，张女士转诊至福建省妇幼保健院进一步治疗，医院彩超提示瘢痕妊娠可能性大，需行清宫术。为减少出现术中大出血，甚至切宫的风险，于是，妇科医生联系了血管外科&介入治疗科詹腾辉副主任医师，他在详细了解了张女士的病情后，建议先行双侧子宫动脉栓塞术减少子宫的血供，再行清宫术，最大限度地减少手术风险。

在征得患者和家属的同意后，詹主任团队开展了介入手术。术中造影提示双侧子宫动脉迂曲、稍增粗，血供丰富，于是詹主任用明胶海绵颗粒和甲氨蝶呤分别对双侧子宫动脉进行栓塞，栓塞后造影子宫的血供明显减少。第2天，妇科医生对患者行宫腔镜下清宫术，术中仅少量出血。术后彩超提示：宫腔线尚清晰，浆膜线完整。术后第2天，张女士便顺利出院。

瘢痕妊娠到底是什么呢？

剖宫产术后子宫瘢痕处妊娠，简称剖宫产瘢痕妊娠，是指胚胎、受精卵或胎盘着床于剖宫产处的一种异位妊娠。

瘢痕妊娠有哪些危害呢?

瘢痕妊娠主要表现为不规则阴道出血、下腹隐痛,持续妊娠有胎盘植入、自发性子宫破裂、大出血、失血性休克,甚至死亡等风险。仅行清宫术,在术中可能会出现严重的出血、失血性休克,有时候为了挽救生命甚至需要切除子宫,大大增加了子宫切除率,甚至威胁孕妇的生命安全。

血管介入技术是如何为瘢痕妊娠患者保驾护航的?

瘢痕妊娠的血管介入治疗主要为子宫动脉栓塞术。确诊瘢痕妊娠的患者,行子宫动脉栓塞术可明显减少子宫的血供。子宫动脉栓塞术是通过血管介入技术,应用栓塞剂有选择地栓塞双侧子宫动脉,直接减少子宫的血供。

资料来源:福建省妇幼保健院."子宫保卫战"(七):刀疤上的生命:疤痕妊娠[EB/OL].(2023-03-30).https://mp.weixin.qq.com/s/URfOi7Klr-fQ9B9ZiAHwYdg.

参考文献

江苏省妇幼保健协会妇产介入分会,江苏省医学会介入医学分会妇儿学组.剖宫产瘢痕妊娠诊断与介入治疗江苏共识[J].介入放射学杂志,2018,27(10):911-916.

剖宫产瘢痕妊娠诊断与介入治疗江苏共识

第四章　胎盘植入和前置胎盘

问：什么是胎盘植入？

答：随着国家三孩生育政策的落地，胎盘植入的发病率也随之增高。胎盘是胎儿与母体之间营养物质传输的组织，当胎儿顺利娩出后，“功成身退”的胎盘就会自动剥离，整个分娩过程才算完成。正常情况下，胎盘与子宫之间隔着子宫内膜。当出现人工流产、引产、剖宫产、产褥感染、前置胎盘、高龄等高危因素时，子宫内膜的完整性被破坏，胎盘就会像大树长了根一样，错综分散并深深地扎根在子宫肌层，甚至穿透子宫埋入邻近的器官，如膀胱中，因此非常难以处理。这种情况一般发生于孕早期胎盘植入时，而非妊娠后期，所以不要觉得只有分娩时才会发生胎盘植入。胎盘植入是产科严重的并发症之一，若分娩时植入的胎盘不能自行剥离，可能导致患者大出血、休克、子宫穿孔，甚至死亡。以前面对此种情况，常为了抢救患者的生命，医生会选择紧急切除患者子宫。

问：什么原因会导致胎盘植入？哪些人容易发生胎盘植入？

答：胎盘植入的原因：

（1）子宫内膜损伤，底蜕膜发育不良。

（2）有剖宫产史者发生胎盘植入的风险是无剖宫产史者的35倍。

（3）生育过多的经产妇子宫内膜损伤及发生炎症的机会较多，进而易引起蜕膜发育不良而发生胎盘植入。

胎盘植入性疾病的危险因素包括：高龄产妇、多胎、既往子宫手术（包括刮宫）、辅助生殖技术和既往剖宫产。最常见的危险因素是既往剖宫产与低置胎盘或前置胎盘的关联。

问：胎盘植入有哪些类型？

答：按照胎盘附着部位不同，胎盘植入可以分为：① 胎盘附着部位正常的胎盘植入；② 前置胎盘并胎盘植入。

按照胎盘植入深度，胎盘植入可以分为：① 粘连性胎盘，胎盘绒毛附着于子宫肌层，不能自行剥离排出；② 植入性胎盘，胎盘绒毛侵入到子宫肌层；③ 穿透性胎盘，胎盘绒毛穿透子宫肌层达浆膜面，可致子宫破裂。如图4.1所示。

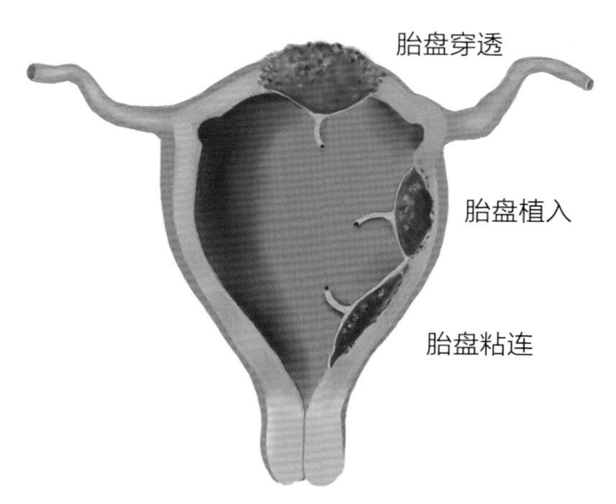

图4.1　不同类型胎盘植入示意图

问：胎盘植入有什么危害？

答：胎盘植入在临床上可出现严重产后出血、休克，有时候为了挽救生命需要切除子宫，大大增加了子宫切除率，是目前导致产后出血及产科子宫切除的重要原因之一。胎盘植入的剖宫产是目前产科为数不多的“四级手术”，是体现产科综合救治能力的“天花板”，是否能妥善地处理此类病例，确保母婴安全，取决于一家医院的综合实力。

问：胎盘植入的常见症状有哪些？

答：胎盘植入一般在妊娠期间不会有明显症状，孕妇并不会感到什么异样。虽然可以在产检时经B超检查出，但很难确诊。只有到胎儿娩出后，胎盘剥离出现困难时才能确认。

问：如何发现胎盘植入？

答：胎盘植入的出血往往发生在产时和胎儿娩出后，出血前往往无明显症状与体征，故产前确认胎盘植入并不容易。对于存在高危因素的孕妇，分娩前胎盘植入诊断主要依靠临床的高危因素，并结合彩超和（或）MRI检查。目前，术前诊断前置胎盘合并胎盘植入主要依赖彩超和MRI检查，对于前置胎盘的高危患者应首选彩超检查，对于彩超不能作出明确结论的，尤其是胎盘位于子宫后壁者宜采用MRI检查，以提高诊断准确性。

问：彩超能发现胎盘植入吗？

答：彩超检查对胎盘植入具有较高诊断价值，随着超声技术的发展，彩超可以较好地显示胎盘内的血流丰富程度，对植入性胎盘有较大的诊断价值。三维超声有比二维超声更真实、更完美的立体图像，其彩色图像显示胎盘植入时子宫与胎盘间有异常血管重建，不仅能确诊胎盘穿透，而且能准确判断胎盘损伤的程度。

问：怎么治疗胎盘植入？

答：目前胎盘植入的治疗方法包括根治性治疗和保守治疗两大类，前者以子宫切除为主，后者是在产科各种止血方法和介入医学发展的条件下保留子宫的保守手术。具体治疗方案如下：

（1）剖宫产子宫切除术：这种方案的优势是当无法及时输血或产后护理条件有限时，可减少术中大出血的风险，但相关并发症也较多。

（2）胎盘原位保留：当胎盘植入的面积相对较小，尚未危及生命安全，同时患者要求保留子宫，可先采用药物静脉注射，再进行辅助治疗。

（3）血管内介入手术：近年来随着介入手术的高速发展，髂内动脉、髂总动脉、腹主动脉及盆腔动脉阻断可最大限度地减少子宫血供。但该方案麻醉方式具有要求较高、耗时较长、有辐射等缺点。

（4）局部子宫切除修补术：发生胎盘植入时通常子宫下段肌组织菲薄而不能有效收缩，部分胎盘不能娩出，进而可导致胎盘附着处出血不止。现有的研究中，应用髂内动脉球囊阻断术联合部分子宫壁切除后子宫重建，有效地减少了术中出血且保留了子宫。

（5）子宫压迫缝合术：大出血时，手术缝合是最基本、最有效的止血方法。子宫压迫缝合分为宫体压迫缝合、子宫下段-宫颈压迫缝合、全层缝合三大类缝合技术，而目前改良的子宫压迫缝合术对操作者和医疗条件要求较低，各种缝合方法单独或者联合使用可能会最大限度地保留患者子宫。

（6）聚焦超声消融手术联合宫腔镜电切术：阴道分娩后诊断明确的生命体征平稳、强烈要求保留子宫、胎盘植入面积≤1/2子宫壁面积、子宫收缩后无明显出血的胎盘植入患者，可考虑使用聚焦超声消融手术治疗1周后在超声引导下行宫腔镜下残余胎盘组织切除术，而植入子宫肌层的胎盘组织暂不切除，待其自然吸收。但当消融后坏死的胎盘组织在完全排出之前长时间保留在宫腔时，患者可能会发生感染、产后出血等并发症。因此，应严格掌握其适应证，建立健全随访制度，详细告知患者相关风险，密切随访。

（7）宫腔填塞或球囊压迫：宫腔纱布填塞和球囊压迫可作为产后出血开腹子宫切除前的补救措施，其成功率为75.5%～100%。宫腔纱布填塞操作简单、方便，但操作不当可引起隐性出血、感染、子宫创伤等。宫腔球囊压迫操作简洁、快速有效、可控性好且无须先进医疗设备。在严重盆腔粘连、盆腔动脉结扎、子宫缝合很难操作时，可快速减少出血，为进一步治疗争取时间。通常球囊放置及宫腔填塞时间不超过48小时，但球囊费用较宫腔填纱费用高，所以，当患者经济和医疗条件有限时，宫腔填塞不失为一种好办法。

问：第一胎发生胎盘植入了，还能再妊娠吗？

答：胎盘植入后能够再妊娠，但是最好在两年以后再次妊娠。其间，需要做好避孕，妊娠之前最好在医院专业医生指导下做全面检查。发生胎盘植入之后再次妊娠会增加胎盘植入风险，需要引起重视。妊娠后定期产检，因为胎盘植入容易导致大出血、子宫穿孔、继发感染等而危及孕妇和胎儿的生命安全。

问：流产时发现胎盘植入会影响日后再次妊娠吗？

答：胎盘植入对下次妊娠也是有影响的，因为这个部位已经形成瘢痕厚度，与正常胎盘也不一样，血运也会有影响，所以胎盘植入可能会对下次妊娠造成一定的影响，如瘢痕妊娠发生的概率会大一些。另外，下次妊娠时，还有可能发生前置胎盘、胎盘植入等情况，所以第一次胎盘植入之后一定要去三甲及以上正规医院检查和治疗，特别是妊娠时若发现孕囊长在刀口上，一定要尽早去医院处理，否则在早孕期就有可能发生流产且大出血的情况。治疗胎盘植入，对产科医生来说也是有一定风险的，一定得处理好，这样才能降低出血风险，以及尽量减少对以后妊娠的影响。

问：胎盘植入切除子宫的概率高吗？发生胎盘植入是否必须切除子宫？

答：胎盘植入是产科非常危险的病症之一，一旦发生胎盘植入，后果极其严重，若不及时处理，极有可能引发患者子宫穿孔、大出血、死亡等。

胎盘植入增加了患者切除子宫的概率，但是并非出现胎盘植入就必须要切除子宫。对于胎盘植入是否需要切除子宫，一般要看植入的部位和面积，还有对孕产妇生命威胁的程度。如果在手术当中胎盘植入造成产妇大出血，且出血非常汹涌、快速、无法稳定，这时候切除子宫的概率就增大。如果胎盘植入的面积很小，经过处理以后出血停止，这样切除子宫的风险就很小。随着产科手术技术不断进步，如果在剖宫产之前发现胎盘植入现象，可以在剖宫产术前做介入手术，进行血管断流，这样在术中植入的部位出血就会减少。总的来说，现在因胎盘植入造成切除子宫的概率较以前有显著下降。

问：如何有效避免出现胎盘植入呢？

答：人流手术史、清宫史、剖宫产、既往胎盘植入或前置胎盘病史者、经产妇、妊娠年龄≥35岁的初产妇等，发生胎盘植入的比例显然要高得多。所以女性在妊娠前，一定要注意保护子宫，这样才能有效预防胎盘植入。

（1）做好避孕措施，多次人工流产肯定会损伤子宫内膜，女性应尽量避免意外妊娠，不做或少做人工流产。

(2) 妊娠前不要做子宫的手术，比如子宫肌瘤剔除、宫腔镜手术等。

(3)子宫有病变的女性，妊娠时要密切注意，比如患子宫腺肌病时，孕卵可能通过某种途径种植在异位于子宫肌层的子宫内膜上，随着妊娠月份的增加，为了满足妊胎生长发育所需营养，绒毛就必须向周边扩展，进而侵入子宫肌层。

(4)尽量避免剖宫产。有些产妇因为怕痛或信心不足等原因，在第一次分娩时选择剖宫产，那么在第二次妊娠时，切口处的子宫内膜会遭到破坏，胎盘植入子宫下段并侵犯膀胱。

问：海扶刀可以治疗胎盘植入吗？其适应证和禁忌证有哪些？

答：海扶刀(high-intensity focused ultrasound，HIFU)是利用超声波组织穿透性、方向可控性以及聚焦性，通过特定的超声波换能装置，使超声波束穿过软组织，并聚焦于病变区域，瞬间引起局部高温，从而使蛋白质变性，导致病变区域组织细胞发生凝固性坏死，从而达到原位热切除的目的。胎盘滋养层细胞与肿瘤细胞的生物学特性极其相似，均具有侵袭性，且植入的胎盘组织亦为实体性质，鉴于HIFU在治疗实体恶性肿瘤及妇科疾病方面取得的显著成效，为其治疗胎盘植入提供了良好的理论基础。

适应证：① 经阴道分娩后超过7天的患者；② 生命体征平稳，无活动性大出血及感染征象，肝肾功能及凝血功能正常，血红蛋白≥70 g/L；③ 子宫收缩良好，残留胎盘面积≥3 cm×3 cm，未穿透子宫浆膜层；④ 有强烈保留子宫、母乳喂养意愿，不愿接受手术及化学药物治疗者；⑤ 无严重内外科合并症。

禁忌证：① 剖宫产术后的患者；② 残留胎盘面积过大(>宫腔面积的1/2)或过小(<3 cm×3 cm)者；③ 声通道不佳，如盆腔

曾接受过大剂量放疗或腹壁有大面积手术瘢痕者；④ 患者合并严重感染，活动性大出血、凝血功能障碍等；⑤ 合并其他严重内外科疾病者。

问：确诊了胎盘植入该怎么办？

答：如果确诊了胎盘植入，首先应该到有抢救条件的医疗机构，寻求经验丰富的产科医师、麻醉医师、儿科医师组成的救治团队的帮助。在术前一定要做好相应的术前评估和手术准备，比如要做B超、MRI检查，评估胎盘植入的严重程度；还要做好术中大量出血，甚至切除子宫的准备。胎盘植入是孕期严重的并发症，可以导致产妇大出血、休克、子宫穿孔、子宫切除，甚至死亡等。所以，一旦发现胎盘植入，应高度重视，增加产检次数，分娩时应选择正规专业的大医院。

问：胎盘植入的相关检查有哪些？

答：若患者被怀疑为胎盘植入，将被转诊到专业的产前诊断中心。产前诊断包括超声检查，主要是为了评估子宫胎盘间隙，即胎盘附着于子宫壁的区域。超声检查应该在膀胱充盈的情况下进行，有时候还可以进行MRI检查。

问：胎盘植入会影响胎儿吗？

答：如果胎盘功能正常，胎盘植入通常不会影响胎儿。如果在胎儿足月前进行剖宫产，对胎儿可能产生的后果与早产和全身麻醉的风险有关。通常情况下，若存在胎盘植入风险，会在孕35周计划分娩。在某些情况下，可能需要更早进行分娩。

问：胎盘植入终止妊娠的方式和时机？

答：胎盘植入患者多为剖宫产分娩者，尤其是合并前置胎盘或合并其他剖宫产指征者。虽然延长孕周可以改善围产儿结局，但会增加产前出血、急症手术、子宫切除和手术损伤风险，目前推荐34～36周终止妊娠，可以改善母儿结局。

问：胎盘植入应该在哪里分娩呢？

答：需要到正规大医院产检，因为大医院会有独立的血库，并且具备能够立即组建救治团队的能力，因为对胎盘植入处理往往需要麻醉科、重症医学科、新生儿科、血管外科、泌尿外科、输血科等多学科团队共同参与，以最大限度地降低分娩时的危险。

问：产后胎盘植入怎么治疗？

答：产后胎盘植入可分为手术治疗和药物治疗两种。产后胎盘植入要明确诊断胎盘植入的类型、植入面积，以及产妇的身体状况，再来决定植入的方法。手术治疗要注意以下两个方面：

（1）如果是剖宫产后，需要剥离胎盘，严重时还需要进行手术切除子宫，以达到彻底止血的目的。

（2）如果是顺产后，会连带出现胎盘不能剥离的情况，需要先打化疗针，打针后仍不起作用就需要手术切除胎盘。药物治疗时需要确定患者的身体状况，是否能接受药物的注入，如果可以接受则先采取静脉注射这种对患者有明显效果的方法。

产后胎盘植入不仅要关注治疗的方法，更要关注可能对患者身体造成的危害，最容易造成的后果就是大出血，必须谨慎对待。

问：胎盘植入的超声评分是什么？

答：对于怀疑胎盘植入的孕妇在分娩前孕晚期，一般会根据胎盘植入的程度（根据彩超结果）进行评分，其评分标准包括胎盘的位置、厚度、胎盘基底部的血流、胎盘后低回声带、胎盘旋涡、膀胱线、宫颈形态、宫颈血窦及有无剖宫产史等，每项2分，最高分为18分。如果评分低于5分，考虑为粘连性胎盘植入；如果评分为5~10分，考虑为重型胎盘植入（包括植入和穿透）；如果评分为10分及以上，穿透性植入可能性大。评分越高，出血风险越高，子宫切除的可能性越大。如图4.2所示。

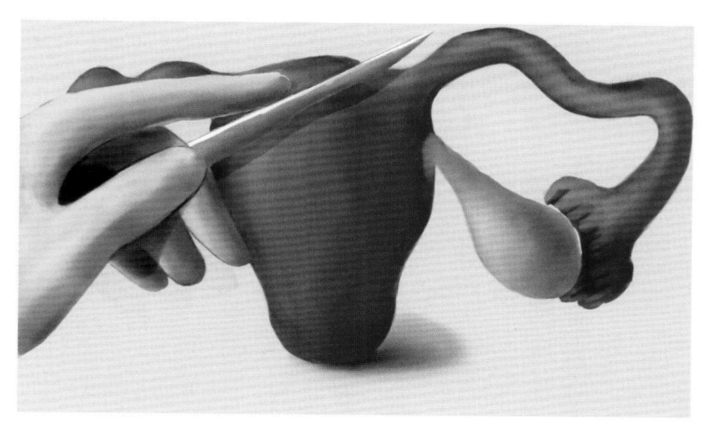

图4.2 子宫切除示意图

问：什么是凶险性前置胎盘？

答：凶险性前置胎盘是指既往曾做过剖宫产，此次妊娠为前置胎盘。目前更多学者建议将既往有剖宫产史，此次妊娠时胎盘附着于原子宫切口瘢痕部位者称为凶险性前置胎盘。近年来，随着剖宫产率的增加，凶险性前置胎盘的发生率逐年增加，而凶险性前置胎盘易合并胎盘植入，并发胎盘植入进一步增加了出血风险和出血量，极易导致剖宫产术中难以控制的大出血，大大增加了子宫切除率，甚至威胁孕产妇的生命安全。

问：中央性前置胎盘，一直没出血，会有胎盘植入吗？

答：中央性前置胎盘，一般情况下会出血，但每个人情况不一样，并不是说前置胎盘就一定会出血，同样，中央性前置胎盘出血与否跟胎盘植入没有必然关系。

问：前置胎盘出血后是不是可以排除胎盘植入的可能呢？

答：前置胎盘出血以后，不能排除胎盘植入的可能。两者都能够引起阴道出血，而且反复出现。因此建议需要及时就医，进行彩超检查，查看是前置胎盘还是胎盘植入。如果是前置胎盘的话，需要保胎治疗；如果是胎盘植入的话，需要结合孕周、出血量、母儿情况等综合评估，适时终止妊娠。

问：前置胎盘能顺产吗？

答：如果是边缘性前置胎盘，且枕先露、阴道流血少或无出血、预计短时间内能结束分娩者可以试产（阴道分娩）。如果是中央型前置胎盘或者部分性前置胎盘，为了保证母婴安全、健康，一般考虑剖宫产，至于剖宫产时机，则需视母亲、胎儿的具体情况而定。

问：什么是金氏子宫联合缝扎术？它在凶险性前置胎盘剖宫产术中有什么作用？

答：金氏子宫联合缝扎术包含两个手术：一是宫旁血管结扎，二是子宫下段前后壁纵向缝扎。此缝扎术是福建省妇幼保健院林金孝主任团队独创的产科外科止血手段，自2016年提出后应用至今，能快速止血，且有效、安全，有望成为控制子宫下段出血的标准术式。2016年以来，林金孝主任团队治疗前置胎盘（含凶险性前置胎盘）数百例，都成功地保留了患者子宫，金氏子宫联合缝扎术在治疗中发挥了重要作用。2021年，林金孝主任团队发表金氏子宫联合缝扎术相关文章，金氏子宫联合缝扎术有了它的英文名字——King's Combined Uterine Suture。

问:血管介入技术是如何为胎盘植入患者保驾护航的?

答:胎盘植入的血管介入治疗主要包括球囊阻断术和子宫动脉栓塞术。球囊阻断术是指分娩前确诊胎盘植入的患者计划分娩时,在其盆腔动脉置入合适直径的球囊导管,术中胎儿娩出后立即以适当压力充盈球囊阻断血管,从而减少子宫的血供。子宫动脉栓塞术是通过穿刺股动脉,使用导丝导管超选择进入双侧子宫动脉,应用栓塞剂对双侧子宫动脉进行有选择地栓塞,从而减少子宫的血供,达到治疗目的。如图4.3所示。

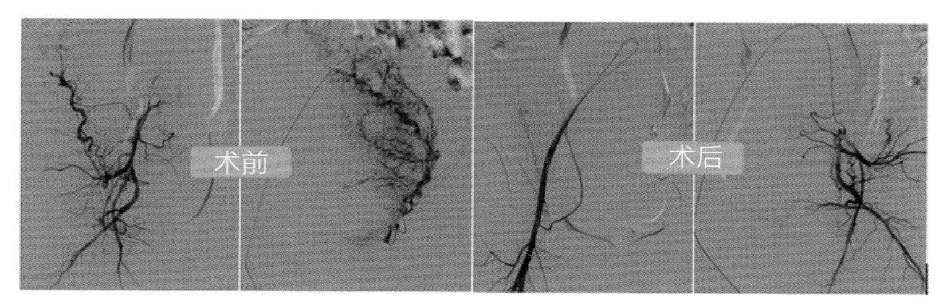

图4.3　介入栓塞治疗胎盘植入

问:血管介入技术治疗胎盘植入后会影响患者的生育能力吗?

答:与子宫切除相比,介入栓塞治疗胎盘植入的最大优势在于保留了患者的子宫,保护了患者的潜在生育力。规范、精准的介入操作可显著降低栓塞对患者月经和受孕率的影响。国外学者研究表明,251例患者经介入栓塞治疗后,97.3%的患者月经恢复了正常。而预防产后出血的介入球囊封堵技术,因球囊为可回收性,对患者卵巢和基底层血供不会产生永久性损害,理论上不会对患者生育力造成负面影响。如图4.4所示。

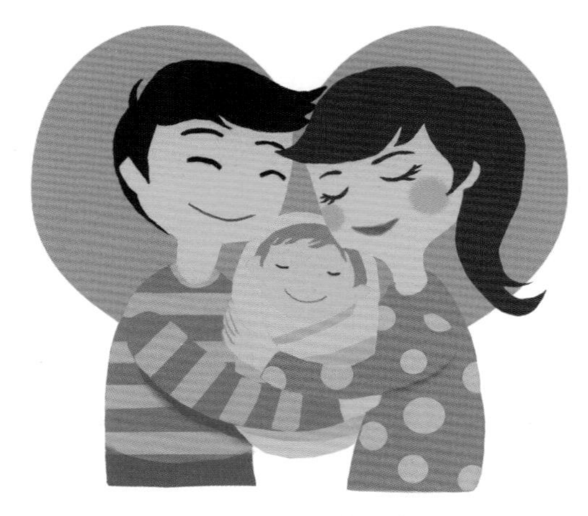

图4.4 生育能力示意图

问:血管介入技术治疗胎盘植入时的辐射会对胎儿造成影响吗?

答:胎盘植入患者在接受血管介入技术治疗时绝大多数都在孕晚期临近分娩前,而胎儿因外源性因素发生畸形的高发时间为妊娠后前3个月,因此孕晚期接触少量射线对胎儿相对安全。另外,在技术成熟的医院,可以在超声引导下开展球囊预置的手术,从而规避辐射对胎儿的影响。

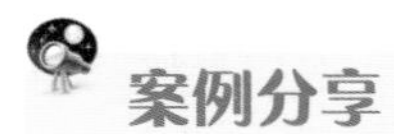

案例分享

妇产科医生的"噩梦"——胎盘植入

怀孕本身是一件值得高兴的事情,但有一部分孕产妇因为各种妊娠合并症要在"鬼门关"走上一遭。其中有一种妊娠合并症是妇产科医生的"噩梦",甚至达到"谈植色变"的程度,那就是胎盘植入。

38岁的邱女士是一位二胎妈妈，国庆节期间她在当地医院顺产下一女婴，令她和接生医生想不到的是胎儿娩出后半个多小时胎盘没有剥离的迹象，接生医生尝试徒手剥离胎盘困难，紧急行术中彩超发现是胎盘植入。接生医生惊出一身冷汗，考虑胎盘植入可能导致子宫破裂、大出血等严重后果，于是在保障邱女士生命安全的前提下，接生医生将她紧急转诊至福建省妇幼保健院五四北院区。

福建省妇幼保健院值班医师接诊到邱女士后第一时间为她安排了检查，妇科彩超和MRI均提示胎盘植入伴宫腔积血，随时有大出血、子宫破裂，甚至有侵犯膀胱等周围组织的可能。此时按传统方法，如果直接钳夹胎盘，会导致大出血；如果行开腹手术，给产妇的创伤又过大。于是为了让邱女士在创伤最小的情况下获得确切的疗效，产科团队紧急联系血管外科&介入治疗科詹腾辉副主任医师。詹主任在了解邱女士的病情后，建议先行双侧子宫动脉栓塞术减少子宫的血供，然后在同一个手术台上无缝衔接直接再行清宫手术，从而最大限度地减少手术风险。在征得患者和家属同意后，詹主任团队以最快的速度对邱女士行介入手术。术中造影可见双侧子宫动脉迂曲、增粗，血供丰富，右侧卵巢动脉也参与子宫血供，增加了手术难度。于是詹主任用明胶海绵颗粒和甲氨蝶呤分别对双侧子宫动脉和右侧卵巢动脉进行栓塞，栓塞后造影子宫的血供明显减少。介入术后，产科团队立即接手进行胎盘剥离和宫腔积血清除，术中仅少量出血。目前邱女士已经康复出院，复查彩超宫腔未探及明显胎盘回声。

令妇产科医生“谈植色变”的胎盘植入到底是什么？

胎盘是胎儿与母体之间营养物质传输的组织，当胎儿顺利娩出后，功成身退的胎盘就会自动地剥离，整个分娩过程才算完成。正常情况下，胎盘与子宫之间隔着子宫内膜。当出现人工流产、引产、剖宫产、产褥感染、前置胎盘、高龄等高危因素时，子宫内膜的完整性被破坏，胎盘组织便有可能直接侵入子宫肌层。胎盘就会像大树生根一样，错综分散，并深深地扎根在子宫肌壁内。在分娩时植入的胎盘不能自动剥离，这就可能导致患者大出血、休克、子宫穿孔，甚至死亡。

妇产科医生为什么会“谈植色变”？

胎盘植入在临床上可出现产后出血、休克的症状，有时候为了挽救生命需要切除产妇子宫，大大增加子宫切除率，甚至威胁孕产妇的生命安全。胎盘植入的剖宫产是目前产科为数不多的“四级手术”，是体现产科综合救治能力的“天花板”，能否妥善处理此类病例，确保母婴安全，取决于一个产科的综合实力。

随着三孩生育政策的开放，有剖宫产史的女性再次妊娠数量明显增加，胎盘植入发生率也随之上升。据报道，目前胎盘植入在孕妇群体中的发生率为1/300～1/2000。胎盘植入的治疗也正经历开腹（巨创）—腹腔镜手术（微创）—血管介入治疗（无创）的方式转变，以最小的伤害，对患者进行更好的治疗。我们也提醒有人工流产、引产、剖宫产、产褥感染、前置胎盘、高龄等胎盘植入高危因素的患者应当选择救治经验丰富的三甲医院分娩。

资料来源：福建省妇幼保健院．“子宫保卫战”系列科普（五）：“妇产科医生的噩梦”：胎盘植入［EB/OL］．（2022-11-25）．https://mp.weixin.qq.com/s/MQDdBXMAtQPaGDzAts3S0w.

参考文献

中华医学会围产医学分会,中华医学会妇产科学会产科学组.胎盘植入诊治指南(2015)[J].中华妇产科杂志,2015,50(12):970-972.

胎盘植入诊治指南(2015)

第五章　子宫肌瘤

问:什么是子宫肌瘤?

答:子宫肌瘤是女性最常见的生殖器官良性肿瘤。保守估计,子宫肌瘤在生育年龄女性中的患病率为25%~30%。子宫肌瘤确切的发生原因目前还不完全清楚,但一些研究表明,这与性激素水平和遗传因素等有关。

子宫肌瘤分为多种类型,其中最常见的是子宫体肌瘤和子宫颈肌瘤,还有少见的位于子宫外的肌瘤,如阔韧带肌瘤。

问:子宫肌瘤有哪些症状?

答:大多数子宫肌瘤是无症状的,只有在检查子宫时才会发现。有症状的子宫肌瘤,包括不规则月经、经量增加、经期延长、贫血、压迫膀胱和直肠导致尿频、便秘、下腹坠胀等。对于育龄期女性,子宫肌瘤也会给妊娠和胎儿带来风险;还有相当比例的女性因为有子宫肌瘤而不孕。

问:子宫肌瘤的患病危险因素有哪些?

答:(1)年龄:子宫肌瘤的患病率随着年龄的增长而升高,多见于30~50岁。

(2)遗传因素:有家族史的女性患子宫肌瘤的风险更高。

(3)激素水平:子宫肌瘤的生长与性激素水平有关,因此,女性在生育年龄及围绝经期接受激素补充治疗的时候更容易患子宫肌瘤。

（4）肥胖：此为患子宫肌瘤的一个危险因素，这是因为肥胖会增加体内雌激素的水平，促进子宫肌瘤的生长。

（5）初潮年龄：月经初潮年龄小的女性更容易患子宫肌瘤。

（6）生育史：未生育或晚育的女性更容易患子宫肌瘤。

（7）食物因素：饮食中缺乏蔬菜和水果等富含抗氧化剂的食物，以及摄入过多的红肉和饮酒等，也可能增加患子宫肌瘤的风险。

以上危险因素并不是直接导致患子宫肌瘤的原因，它们只是会增加患病风险。因此，即使没有这些危险因素，女性仍然有可能患子宫肌瘤。

问：子宫肌瘤治疗方案有哪些？

答：子宫肌瘤的治疗方案应根据患者的病情、年龄、生育需求以及治疗的风险和效果等因素来选择。以下是常见的治疗方案：

（1）观察：如果子宫肌瘤较小，没有症状或症状轻微，可以选择观察。需要定期进行检查，观察瘤体的大小和生长情况，以及患者的症状是否有所改善。

（2）药物治疗：一般适用于轻度及症状不严重的子宫肌瘤，或患者接近绝经期、无法接受手术治疗或暂不考虑手术治疗的情况，或者巨大子宫肌瘤术前使用药物治疗缩小瘤体。

（3）介入治疗：包括子宫动脉栓塞、高强度超声聚焦治疗、消融术等。这些治疗方式可以减少或消除症状，同时保留子宫和卵巢功能。

（4）手术治疗：通常适用于肿瘤较大或症状严重的患者。手术治疗的方式包括子宫肌瘤剔除术和子宫切除术等。

不同的治疗方式都有其优缺点和适应证。患者在选择治疗方案时应全面了解治疗的风险和效果，并根据自己的实际情况和意愿选择最合适的治疗方式。同时，与医生保持良好的沟通和配合，也有助于提高治疗的效果。

问：介入是怎么治疗子宫肌瘤的？

答：介入治疗是指通过经皮穿刺或者血管内导管等介入手段，将治疗器械送入患者体内，直接作用于病变部位进行治疗。对于子宫肌瘤的介入治疗方式主要包括以下几种：

（1）子宫动脉栓塞：通过介入手段将细小的栓塞材料导入子宫动脉，使子宫肌瘤的供血减少，从而使肌瘤缩小或消失。

（2）子宫动脉化学栓塞（uterine artery chemotherapy embolization，UACE）：在子宫动脉栓塞的基础上，将化疗药物注入栓塞材料中，使药物直接作用于子宫肌瘤，以达到治疗的效果。

（3）高强度聚焦超声：即海扶刀，利用超声波聚焦原理，将高强度聚焦超声聚焦于子宫肌瘤病灶，通过产生高温热凝块效应，使肿瘤组织坏死、坍塌和收缩。

（4）微波消融术（microwave ablation，MWA）：通过超声引导，将微波探头送入子宫肌瘤病灶内，通过释放微波能量，热疗子宫肌瘤。

（5）射频消融术（radiofrequency ablation，RFA）：通过引导，将射频探头送入子宫肌瘤病灶内，通过释放射频能量，热疗子宫肌瘤。

总之，不同的介入治疗方式具有各自的优缺点和适应证，需要根据患者的具体情况进行选择和制定治疗方案。

问:介入治疗子宫肌瘤有哪些优势?

答:子宫肌瘤是女性常见的良性肿瘤,治疗中,介入治疗技术具有显著的优势。

(1) 介入治疗可以在不侵入体内的前提下,直接切断子宫肌瘤的血供,使肿瘤缩小甚至消失,保护子宫组织,避免开刀手术对生殖系统的损害,提高了治疗效果和患者的治疗体验。主要特点有:

① 非侵入性:介入治疗是一种非侵入性的治疗方法,可以避免传统手术治疗所带来的手术创伤、术后疼痛等问题,患者恢复快,保障了其生活质量。

② 有效性:介入治疗可以针对肌瘤进行局部治疗,不会对正常的子宫组织造成损伤,治疗效果较为显著。

③ 可重复性:介入治疗可以多次进行,也可以根据病情和治疗效果进行调整和改进,适合长期的治疗和随访。

(2) 介入治疗可以有效规避复杂疾病的风险。例如,巨大的子宫肌瘤、复杂多发的病灶、颈部较细等,这些问题在传统术中存在术前准备困难、手术操作复杂、术后恢复慢等不利因素,而介入治疗可以有效规避这些风险。

问:子宫动脉栓塞治疗子宫肌瘤的原理是什么?

答:具体来说,子宫动脉是子宫供血的主要动脉,通过子宫动脉供应的血液可以为子宫和子宫内膜提供充足的营养和氧气。当子宫肌瘤形成后,其组织会大量消耗血液和养分,导致子宫动脉向子宫肌瘤供血增加,从而使子宫肌瘤继续生长。如图 5.1 所示。

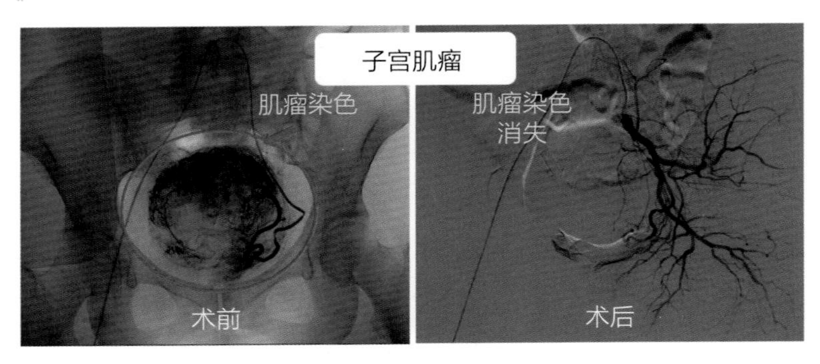

图5.1 介入栓塞治疗子宫肌瘤

子宫动脉栓塞治疗子宫肌瘤的原理是首先通过介入技术将导管插入子宫动脉内，然后注入栓塞剂使子宫肌瘤所在的血管闭塞，减少子宫肌瘤的血液供应，从而达到缩小子宫肌瘤或造成子宫肌瘤组织坏死的目的。治疗完成后，子宫肌瘤会逐渐消失，同时保证正常的子宫组织和功能。

问：子宫动脉栓塞治疗子宫肌瘤的疗效如何？

答：子宫动脉栓塞治疗子宫肌瘤的疗效通常很好。一些研究表明，在接受子宫动脉栓塞治疗后，70%～90%的患者可以获得明显的缓解或治愈，即子宫肌瘤的大小明显缩小或完全消失。治疗效果可能因肌瘤的大小、数量、位置、患者的年龄和健康状况等因素而有所不同。

此外，子宫动脉栓塞治疗子宫肌瘤的疗效可以维持多年。一项长期随访的研究显示，治疗后5年内，约85%的患者仍然保持着治疗后的效果。

与传统手术相比，子宫动脉栓塞治疗的优点有创伤小、恢复快等。同时，该治疗方法也可以避免子宫切除手术可能带来的影响，如不孕、子宫脱垂等。

问：子宫动脉栓塞治疗子宫肌瘤的优势有哪些？

答：（1）低创伤：子宫动脉栓塞是一种介入治疗，无须开刀，只需在腹部或大腿插入一根细长的导管，将栓塞剂注入子宫动脉中即可，可避免开腹手术的创伤。

（2）保留子宫和生育能力：子宫动脉栓塞是一种保留子宫和生育能力的治疗方法，相较于开腹手术切除子宫或子宫肌瘤，子宫动脉栓塞不会破坏子宫和输卵管，因此对女性的生育能力影响较小。

（3）疗效显著：子宫动脉栓塞对于子宫肌瘤的治疗效果显著，可以缩小子宫肌瘤的体积，减轻症状。

问：哪些子宫肌瘤患者适合行子宫动脉栓塞治疗？

答：一般来说，符合以下条件的子宫肌瘤患者适合行子宫动脉栓塞治疗：

（1）子宫肌瘤症状明显，影响生活质量。

（2）子宫肌瘤较大或数量较多，手术治疗存在较大风险。

（3）患者希望保留子宫，不希望进行子宫切除手术。

（4）患者健康状况允许接受介入治疗。

（5）患者未妊娠或不打算再次妊娠。

需要注意的是，子宫动脉栓塞治疗并不适合所有的子宫肌瘤患者。对于某些患者，如妊娠期的患者、子宫血供不仅来自子宫动脉的患者等，不建议采用该治疗方法。因此，在决定采用子宫动脉栓塞治疗前，需要向医生进行详细咨询和评估，了解治疗的可行性和风险。

问：子宫肌瘤患者行子宫动脉栓塞治疗需要做什么准备？

答：在行子宫动脉栓塞治疗前，子宫肌瘤患者需要做好以下

准备工作:

(1)医生评估:患者需要接受医生的评估,确定是否适合采用子宫动脉栓塞治疗。

(2)检查和评估:患者需要进行相关检查,包括彩超、MRI等,以评估子宫肌瘤的大小和位置等情况。

(3)术前准备:患者需要遵守医生的术前指导,如停止某些药物的使用等。

(4)时间安排:子宫动脉栓塞治疗需要在医院内进行,患者需要做好时间安排并准备好住院的必要物品。

(5)术后安排:治疗后,患者需要在医院内观察一段时间,并根据医生指导进行恢复和康复训练。

子宫动脉栓塞治疗是一项介入性治疗,需要在专业的医疗机构内进行。在治疗前,患者需要与医生进行充分沟通,了解治疗的过程和风险,并遵守医生的指导和建议。

问:子宫肌瘤患者行子宫动脉栓塞治疗术后反应有哪些?

答:子宫动脉栓塞治疗是一种介入性治疗,治疗后患者可能会出现以下反应:

(1)腹痛:治疗后患者可能会出现轻微或中度的腹痛,通常可以通过药物缓解。

(2)发热:治疗后患者可能会出现轻微的发热,这通常是正常的反应。

(3)阴道出血:治疗后患者可能会出现少量阴道出血,这是正常现象,通常会在几天或几周内消失。

(4)肌肉酸痛:治疗后患者可能会出现肌肉酸痛,这通常可以通过适当的休息和恢复训练缓解。

(5)其他反应:治疗后患者可能会出现恶心、呕吐、头痛、腰痛、乏力等反应，这些反应通常是暂时性的，可以通过适当的治疗和休息缓解。

需要注意的是，治疗后可能会出现严重的并发症，如出血、感染、血栓等，此时需要及时就医处理。因此，患者在术后需要密切关注自己的身体状况，并遵守医生的指导和建议。

问：子宫肌瘤患者行子宫动脉栓塞治疗术的风险和后遗症有哪些？

答：子宫动脉栓塞治疗是一种介入性治疗，治疗过程中可能会出现一些风险和后遗症，包括：

（1）出血：治疗后可能会出现不同程度的出血，严重时可能需要进行手术处理。

（2）感染：治疗过程中可能会引发感染，需要及时处理。

（3）子宫缺血：治疗会阻断子宫动脉的血流，可能会导致子宫缺血，严重时可能导致子宫坏死或不孕不育。

（4）疼痛：治疗后可能会出现轻微或中度的疼痛，通常可以通过药物缓解。

（5）月经紊乱：治疗后可能会出现月经量减少、经期延长或间歇性出血等月经紊乱现象。

（6）异位妊娠：治疗后可能会增加异位妊娠的风险。

需要注意的是，并不是所有患者都会遇到以上风险和后遗症，具体的风险和后遗症还可能受到患者年龄、身体状况、治疗前的病情等因素的影响。在决定接受子宫动脉栓塞治疗之前，患者需要充分了解治疗的风险和后遗症，并在医生的指导和建议下作出决定。

案例分享

“一针”治疗妇科第一瘤——子宫肌瘤

结婚、怀孕、生子，对于36岁的刘女士来说，比一般的女性要难得多。刘女士是一位“资深”的子宫肌瘤患者，10年前，她因为“经量增多、经期延长”去医院进行了彩超检查，结果发现患有子宫肌瘤。当时，刘女士的梦想是把子宫肌瘤治疗好后，再找个男朋友结婚，接着生个孩子过上正常人的生活。于是刘女士在2年内做了3次“海扶治疗”、多次药物治疗，以及放置曼月乐环治疗，但症状一直反反复复，经期时偶尔还会“血崩”，甚至出现过大出血的情况，人都晕过去了。这次就诊的10天前，刘女士发现这次月经的量比之前多，还伴有下腹痛、头晕、乏力等症状，于是紧急就诊，检查发现是子宫出血伴重度贫血（其血红蛋检查结果为58 g/L，正常人为110 g/L以上）。刘女士感到心力交瘁，她想着，梦想固然重要，但目前还是保命要紧，不行就切除子宫，彻底和子宫肌瘤说“再见”。但在术前1天，主刀医生认为刘女士还年轻而且尚未生育，不忍心切除她的子宫。于是请医院血管外科&介入治疗科的詹腾辉副主任医师会诊，试图找到更好的方案。詹主任在了解了刘女士的病情后，建议她行介入手术，这样既可以止血保子宫，也可以治疗子宫肌瘤。随即，刘女士转诊到了血管外科&介入治疗科，在经过术前评估准备后，詹主任团队为刘女士进行了子宫肌瘤栓塞术，手术不到1个小时就完成了，术后第2天刘女士就出院了。刘女士深感庆幸，再次燃起了圆梦的念头。

什么是子宫肌瘤？为什么称它为“妇科第一瘤”？

子宫肌瘤，全称子宫平滑肌瘤，是子宫平滑肌组织增生而形成的良性肿瘤，是女性最常见的良性肿瘤，在育龄期妇女中的患病率可达25%。

子宫肌瘤有哪些临床表现？它的传统治疗方法有哪些？

子宫肌瘤常见的症状是月经增多、经期延长、淋漓出血及月经周期延长，可发生继发性贫血，严重时出现头晕、乏力等症状，部分患者会不孕。子宫肌瘤传统的治疗方法包括药物治疗、放置曼月乐环以及妇科手术治疗，前两种为对症治疗，无法根治，而妇科手术创伤大，无法保留子宫。

子宫肌瘤栓塞术有哪些优点？

(1) 创伤小，风险低，无手术瘢痕，恢复快，术后1～2天即可出院。

(2) 能完好地保留子宫功能，保存生育能力，如正常月经、妊娠及分娩，并且不影响受孕。

(3) 避免了外科手术的创伤打击及术后一系列并发症，在症状改善上的效果与外科手术相当。

(4) 对多发性肌瘤的治疗效果更好。

(5) 留有余地，即使栓塞失败，仍可选择行外科手术及药物治疗等手段。

什么样的子宫肌瘤患者适合进行子宫肌瘤栓塞术？

其实，需要进行外科切除的患者都可以选择更加微创、近乎无创的子宫动脉栓塞术，尤其有下列情况者更应该把子宫动脉栓塞术作为第一选择：① 要求保留子宫，不愿意接受外科手术；② 子宫肌瘤剔除术后复发；③ 有多次腹部手术史；④ 合并心脏病、糖尿病等外科手术风险较大者；⑤ 子宫大量急性出血时。

为什么子宫肌瘤栓塞术效果好但受众却不多？

一项为期10年的研究结果表明，子宫动脉栓塞术和子宫切除术在治疗症状性子宫肌瘤的疗效和满意度方面是一致的，并且对生育能力的影响和子宫肌瘤切除术相似，约2/3接受子宫动脉栓塞治疗子宫肌瘤的患者可以避免子宫切除术，因此应该向有适应证的患者提供介入治疗的建议。由于患者和部分接诊医师对子宫肌瘤栓塞术缺乏认识，因此只有少数子宫肌瘤患者了解这项技术。近年来，随着介入技术的迅猛发展和国家层面的推广，介入技术将逐渐普及，也将有更多的患者享受到科技发展带来的红利。

资料来源：福建省妇幼保健院．“子宫保卫战”（六）：“一针”治疗妇科“第一瘤”：子宫肌瘤［EB/OL］.（2023-01-21）.https://mp.weixin.qq.com/s/zy3wHD_MDCUjAVkGncJ7nQ.

参考文献

郎景和，陈春林，向阳，等．子宫肌瘤及子宫腺肌病子宫动脉栓塞术治疗专家共识[J]．中华妇产科杂志，2018，53(5)：289-293.

子宫肌瘤及子宫腺肌病子宫动脉栓塞术治疗专家共识

第六章　子宫腺肌病

问：什么是子宫腺肌病？

答：子宫腺肌病是指子宫内膜（包括腺体和间质）侵入子宫肌层生长而产生的病变。它属于子宫内膜异位性疾病的一种，与子宫内膜异位症互称为"姐妹病"。对患病者危害较大，主要临床症状包括月经过多（可导致严重贫血）、渐进性痛经和（或）不孕，并且会进一步对患者身心健康造成严重伤害。

问：子宫腺肌病是什么原因导致的？哪些人容易发生子宫腺肌病？

答：子宫腺肌病的发病原因目前还未完全明确。它发生的病理生理机制不明，临床表现多样化，目前并无单一学说可以解释此复杂病症。

目前主要的发病机制学说有：① 子宫内膜基底部内陷及组织损伤修复学说；② 苗勒管遗迹化生及成体干细胞分化学说；③ 炎症刺激学说；④ 上皮-间质转化学说、血管生成学说、遗传学说、免疫学说等。

子宫腺肌病大部分好发于已生育、多产或有多次宫腔操作史的女性，发病率为7%～23%。

问：子宫腺肌病有哪些类型？

答：目前子宫腺肌病的分型主要基于影像学表现，主要有两种，即弥漫性子宫腺肌病和局灶性子宫腺肌病。

（1）弥漫性子宫腺肌病是指异位的子宫内膜腺体和间质在子宫肌层内弥漫性生长，导致子宫前后径增大，子宫呈球形对称或不对称性体积增加。

（2）局灶性子宫腺肌病包括子宫腺肌瘤和子宫囊性腺肌病。如果异位的子宫内膜腺体和间质在子宫肌层内出现局限性生长，与正常肌层组织结集形成结节或团块，且类似子宫肌壁间肌瘤，那就是子宫腺肌瘤。如果子宫肌层内出现囊腔，囊腔内含棕褐色陈旧性血性液体，又称为囊性子宫腺肌瘤或子宫腺肌病囊肿。

（3）此外，特殊类型还有息肉样子宫腺肌病（包括子宫内膜腺肌瘤样息肉及非典型息肉样腺肌瘤）。

问：子宫腺肌病临床症状有哪些？

答：子宫腺肌病的临床症状表现多样化、复杂化，因人而异，并且不典型。主要包括：

（1）痛经：这是子宫腺肌病较为特异的临床症状，表现为继发性痛经且进行性加重。也就是说，随着时间推移，痛经逐年逐月加重。随着病情逐渐进展，痛经会经历“休息后可缓解一需口服止痛药方可缓解一止痛药无法缓解”的过程，这种现象愈演愈烈，痛不欲生。但也存在少数患者痛经并不典型；同时还可伴有性交痛或慢性盆腔痛等临床症状。

（2）月经失调：可表现为月经过多、经期延长及月经前后点滴出血。其中以月经过多最为常见，通常可导致重度贫血，贫血的严重程度与子宫体积增大、子宫腔内膜面积增加，以及子宫肌壁间病灶影响子宫肌纤维收缩等有关。

（3）生育力低下或不孕：本病可导致20%以上的患者合并不孕，并且导致妊娠后流产、早产和死产的概率显著增高，相应的不良产科并发症，如子痫前期、胎膜早破、胎盘早剥、胎位异常和前置胎盘的发生率也增高。

（4）其他相关症状：由于子宫过大，可压迫子宫邻近器官引起相关的临床症状。例如，压迫膀胱，可引起尿频、尿急症状；压迫肠管，可引起里急后重、排便不畅等肠刺激症状；长期疼痛，以及不孕引起的精神心理相关的躯体障碍，如焦虑、抑郁等。

问：超声检查可以发现子宫腺肌病吗？

答：可以，超声检查是子宫腺肌病首选的影像学检查方式。子宫腺肌病的超声表现与其组织病理学表现密切相关。超声可较清晰地显示与子宫腺肌病病理变化相应的声像图特征，且方便、价廉、易重复，在诊断子宫腺肌病的准确性方面与MRI检查相近。有研究发现，经阴道超声检查诊断子宫腺肌病的敏感度、特异度和准确率分别为84.0%、91.9%和87.4%。子宫腺肌病的超声检查可经阴道及经腹部，无法行经阴道超声检查者（如未婚女性）可选择经直肠超声检查。

问：MRI检查对诊断子宫腺肌病意义大吗？

答：MRI检查对诊断子宫腺肌病意义重大。由于其图像具有直观、无操作者依赖性、多参数多平面成像、自身的软件和硬件快速发展等优势，已经越来越多地应用于子宫腺肌病的诊断、分型及药物治疗后的连续监测。

问：子宫腺肌病可以通过抽血化验诊断吗？

答：检验指标可以作为子宫腺肌病的辅助诊断方法。其中有一个抽血指标比较重要——CA125。CA125是来源于上皮组织中的一种高分子糖蛋白，子宫腺肌病患者血清CA125水平可能正常或升高，一般不超过100 IU/mL，但是严重子宫腺肌病（子宫大小相当于孕12周）的患者，CA125甚至可高达800 IU/L。由于这项指标在部分卵巢肿瘤以及其他一些疾病中亦可升高，故作为诊断指标意义不大，但可协助诊断，用于了解病灶活跃程度，也可作为疗效观察的一个重要指标。另外，血常规检查也有助于判断患者是否存在贫血及贫血的严重程度。

问：如何确定是否患有子宫腺肌病？

答：患者的病史、临床症状、体征以及相关的辅助检查结果是诊断子宫腺肌病的重要依据，但诊断的"金标准"仍然是病理诊断。

（1）关注病史：① 妊娠及分娩史、宫腔操作史（包括人工流产、诊刮、宫腔镜手术等）、子宫手术史（如子宫肌瘤剔除术等）；② 生殖道畸形导致生殖道梗阻的病史；③ 子宫腺肌病或子宫内膜异位症家族史。

（2）重要的临床表现：① 进行性加重的痛经；② 月经过多和（或）经期延长；③ 不孕。

（3）不可忽视的妇科检查：妇科检查常可发现子宫增大，呈球形，或有局限性结节隆起，质硬且有压痛，经期压痛更为明显。子宫常为后位，活动度差。

（4）必要的辅助检查，如影像学检查（主要包括超声、MRI和CT检查）、实验室检查（主要是血清CA125水平升高）。

（5）作为"金标准"的组织病理学检查：除了上述几点可以作为子宫腺肌病的临床诊断外，要想获取最终确诊的依据，还需要取材进行组织病理学检查。

问：子宫腺肌病是否影响生育力？

答：子宫腺肌病对生育力会产生不良影响，子宫腺肌病对体外受精、辅助生殖（IVF-ET）的结局也产生不良影响，表现为种植率、临床妊娠率、持续妊娠率、活产率下降，流产率升高，早产、胎膜早破等不良产科结局的发生概率明显增加。

问：对于子宫腺肌病合并不孕患者，如何评估其生育力？

答：子宫腺肌病合并不孕者，应首先详细询问病史，包括不孕年限、临床症状、诊疗经过，是否有复发性流产或反复胚胎种植失败病史，是否合并盆腔子宫内膜异位症、子宫肌瘤、子宫内膜息肉、输卵管积水等。需进行子宫腺肌病评估和全面的生育力评估，包括卵巢储备功能（年龄、窦卵泡数、抗苗勒管激素、基础内分泌水平）、输卵管通畅性检查、男方精液分析等。其中评估卵巢储备功能对于辅助生殖治疗方式的选择尤为重要。

问：子宫腺肌病合并不孕患者，是否需要辅助生殖？

答：不全是。辅助生殖（IVF-ET）治疗方式的选择应个体化，需结合患者年龄、卵巢储备功能、子宫腺肌病病情严重程度、输卵管通畅性、男方因素等其他不孕因素评估患者的生育力，并结合患者意愿综合考虑，目标是在最短时间内实现妊娠。一般情况下，推荐IVF-ET。若患者年轻（<35岁），生育力良好，子宫腺肌病病情较轻，具备自然试孕条件，可在GnRH-a治疗3~6个月后自然试孕或促排卵指导同房试孕半年，如未孕，可考虑再推荐IVF-ET。

问：子宫腺肌病患者治疗方案有哪些？

答：（1）药物治疗。

（2）曼月乐治疗。

（3）海扶刀治疗。

（4）手术治疗。

（5）介入治疗。

问：确诊子宫腺肌病后，可以通过药物治疗吗？

答：可以，但是药物治疗的疗效往往是暂时性的，停药后症状容易复发，因此需要长期服用。子宫腺肌病的主要治疗目标是缓解疼痛、减少出血和促进生育。药物治疗的选择取决于患者的年龄、症状严重程度和生育要求，选择药物治疗时需个体化与规范化相结合，同时兼顾药物的长期疗效与不良反应。同它的“姐妹病”——子宫内膜异位症一样，子宫腺肌病患者也需要长期服药，甚至终身服药。

问：哪几类药物可以用于治疗子宫腺肌病？

答：近几年药物研发较快，目前用于子宫腺肌病治疗的药物较多，可选择面较广，主要有非甾体类抗炎药（NSAID）、口服避孕药、口服孕激素类药物、促性腺激素释放激素激动剂（GnRH-a）、曼月乐、中药、止血药等。

问：使用口服避孕药在子宫腺肌病治疗中的作用是什么？

答：复方口服避孕药在提供避孕作用之余还有其他的一些作用。在国内外多版指南中，均推荐复方口服避孕药作为治疗子宫内膜异位性疾病相关疼痛以及原发性痛经的一线药物。口服避孕药主要用于缓解子宫腺肌病引起的疼痛，对减少月经量具有一定的疗效，有效率达75%～90%，且费用低、安全性好，适合长期使用。但效果因人而异，使用过程中需严密监测病情变化，酌情调整治疗方案。口服避孕药的副作用相对较少，偶有消化道症状或肝功能异常。值得注意的是，年龄在40岁以上或有高危因素

（如糖尿病、高血压、血栓史及吸烟）的患者，在使用口服避孕药的过程中，要警惕发生血栓栓塞的风险。

问：口服孕激素类药物在子宫腺肌病治疗中的作用是什么？

答：口服孕激素类药物可缓解子宫腺肌病引起的疼痛，并可有效减少月经量。其中，地诺孕素是一种新型合成孕激素，通过负反馈作用中度抑制促性腺激素的分泌，造成低雌激素的内分泌环境，并且可以抑制子宫内膜增生，抑制子宫内膜中的炎症反应和抑制内膜血管生成，从而发挥治疗作用。近年来，在国内使用地诺孕素已较为普遍，一般使用剂量为每天1片（2 mg）。但地诺孕素也存在一定的副作用，最主要是子宫不规则出血，其他少见副作用包括体重增加、头痛、乳房胀痛等，大多数患者可以耐受。

问：使用促性腺激素释放激素激动剂在子宫腺肌病治疗中的作用是什么？

答：使用促性腺激素释放激素激动剂（GnRH-a）可以有效、快速缓解疼痛，治疗月经过多以及缩小子宫体积。GnRH-a也可作为大子宫或合并贫血患者的术前预处理及术后巩固治疗。GnRH-a用药剂量一般为每4周1剂，建议使用3～6个周期，可以为肌内注射或者皮下注射，具体用法参照不同药品的说明书。常见的副作用是低雌激素血症引起的绝经相关症状，如潮热、阴道干燥、性欲降低、失眠及抑郁等，长期使用则有骨质丢失的可能。因此，在使用GnRH-a治疗过程中，尤其要注意绝经相关症状的处理，酌情使用联合调节、反向添加治疗等。

问：放置曼月乐对治疗子宫腺肌病有效果吗？

答：有效果。临床应用表明，曼月乐对子宫腺肌病引起的痛经、慢性盆腔痛和月经过多等多种症状均有效，已经得到多个指南的推荐以及患者的认可，其效果优于复方口服避孕药。曼月乐放置方便，可以持续缓释左炔诺孕酮5年，推荐作为月经过多的子宫腺肌病患者的首选治疗。换句话说，对于子宫腺肌病，曼月乐属于最经典的治疗方式。当然，放置曼月乐也存在一定的副作用，主要是改变月经模式，包括淋漓出血，尤其是放置曼月乐的前半年时间内，还有不少患者出现闭经的情况；此外，子宫腺肌病患者中曼月乐使用后的脱落和下移现象时有发生。总的来说，曼月乐效果好，性价比高，可以优先考虑。

问：治疗子宫腺肌病时，什么时候可以放置曼月乐？

答：(1)直接放置：可于月经来潮的7天内，避开月经量多时放置；大多数女性月经期的头3天量较大，在月经期第4～5天即可考虑放置。

(2)对于子宫过大、重度痛经或严重贫血患者，可先使用GnRH-a进行预处理，待子宫缩小后再放置。

(3)术中即刻放置。对于月经不规律或影像学提示子宫内膜异常者，应在放置前行诊断性刮宫或宫腔镜检查，并诊断性刮宫以排除子宫内膜病变。

总之，具体放置时机因人、因时而异，建议寻求专科医生以得到妥当安排。

问：海扶刀可以治疗子宫腺肌病吗？

答：可以。海扶刀(HIFU)是利用超声波的组织穿透性、方向可控性以及聚焦性，通过特定的超声波换能装置，使超声波束穿过软组织，并聚焦于病变区域，瞬间引起局部高温，使蛋白质变性，导致病变区域组织细胞发生凝固性坏死，从而达到原位热切除的目的。但是需要结合具体的病情才能进行HIFU治疗。

问:子宫腺肌病切除子宫的概率高吗?患子宫腺肌病是否必须切除子宫?

答:不是必须切除子宫。以往有症状的子宫腺肌病患者的根治性治疗是行子宫全切除术。但是随着治疗理念的更新和手术方式的改进,子宫腺肌病的手术治疗方式出现了更多的选择,保留子宫的治疗方案已经较为成熟。从缓解症状和促进生育角度来考虑,子宫腺肌病患者应首先选择药物治疗;对于无法耐受长期药物治疗、药物治疗失败的生育年龄患者,可以选择保留子宫的手术,即保留生育功能的手术。

问:子宫腺肌病保留子宫的手术有哪些术式可以选择?

答:目前,对于子宫腺肌病保留子宫的手术研究很多,进展很快。大致可分为局灶性子宫腺肌病的腺肌瘤切除术、弥漫性子宫腺肌病的病灶减少术、子宫内膜消融或切除术。手术路径可选择经腹腔镜、开腹及机器人辅助的腹腔镜手术。与子宫肌瘤不同,子宫腺肌瘤与正常肌层分界并不清楚,病灶难以切净,这是术后疼痛复发的主要原因,疼痛复发与残留的病灶大小有一定的相关性。关于弥漫性子宫腺肌病的病灶减少术也有多种术式的报道,子宫壁上的切口可以是垂直的、对角的、H形切口的,子宫重建的术式有U形缝合、“重叠法”、“三瓣法”等。为了延缓或减少术后的复发,需要尽可能多地切除病灶,可能需要进入宫腔,但切除病灶后子宫壁的重塑比较困难,因此更适于开腹手术完成。此外,不推荐将宫腔镜作为子宫腺肌病的一线治疗方案,宫腔镜仅对部分局灶性及浅层弥漫性子宫腺肌病有一定的治疗作用。可在微型器械或双极电极下去除囊性出血灶和直径<1.5 cm的浅层子宫腺肌瘤。电切镜下治疗适用于去除直径<1.5 cm的浅层子宫腺肌病结节及弥漫性子宫腺肌

病。子宫内膜–肌层切除术为治疗浅层子宫腺肌病的手段之一，成功率不尽相同，也可能造成异位内膜播散，从而加重病情。深层弥漫性子宫腺肌病无法通过宫腔镜治疗。总之，专科医生会根据患者的具体情况量身定制个体化手术方案，力求达到最佳的手术效果。

问：对于有生育要求者，保守性手术治疗有哪些原则？

答：对子宫腺肌病伴不孕症患者的手术治疗为保守性手术，其治疗原则和首要手术目的是为妊娠创造有利条件，在尽可能剔除子宫腺肌病病灶的同时，更应兼顾子宫结构修复、功能重建手术，最大限度地降低妊娠后子宫破裂的风险。

问：哪些人群可以做保守性手术？

答：子宫腺肌病伴不孕者有下列情形可以考虑做保守手术，为后续生育保留机会：

(1) 药物治疗无效或其他不适合药物治疗的严重痛经和(或)月经量过多。

(2) 辅助生殖助孕在胚胎移植前子宫体积较大，GnRH-a处理后子宫体积或腺肌瘤无明显缩小，子宫腺肌病病灶>6 cm。

(3) 排除其他原因后的反复早期流产或胚胎种植失败。

问：哪些人群不适合做保守性手术？

答：除严重心肺功能障碍无法耐受手术外，无绝对禁忌证，相对禁忌证主要包括：

(1) GnRH-a治疗3～6个周期后子宫大小仍大于孕12周，且呈弥漫性增大，术后子宫成形困难。

(2) 既往有盆腹腔手术史或考虑盆腔粘连严重，发生肠管、膀胱等脏器损伤的风险大。

（3）既往已行子宫腺肌病保守手术，术后短期内复发。

另外，弥漫型子宫腺肌病的保守手术会影响卵巢的血供，故不推荐保守手术。对于合并卵巢功能低下，且尚无胚胎冻存的患者选择手术治疗仍需谨慎考虑。

问：子宫腺肌病保守手术后需要避孕吗？

答：是的。一般建议患者避孕1年以上。具体避孕时间视术中切除病灶的范围、子宫缝合成形的状态及术后子宫愈合的情况来综合判断。

问：子宫腺肌病术后妊娠者有哪些注意事项？

答：子宫腺肌病术后妊娠者不良产科结局风险增加，包括妊娠期高血压病、胎盘位置异常、早产、小于胎龄儿、产后出血等；新生儿重症监护病房入院率增加，因此孕期应注意向产检医生充分告知病情，并加强产检，分娩后也应加强新生儿监护。

问：子宫腺肌病术后妊娠者可以顺产吗？

答：可以，但应视情况而定。术后妊娠患者最大风险是妊娠期和分娩期的子宫破裂，总体报道的发生率很低，然而一旦发生，后果不堪设想。因此，在妊娠中晚期应适当增加产检的次数，严密监测剩余肌层厚度，剩余肌层厚度7 mm被认为是警戒线，较为安全的厚度范围是9～15 mm。另外，在妊娠晚期和分娩期建议适当放宽剖宫产指征。

问：子宫腺肌病属于高危妊娠吗？需要去大医院分娩吗？

答：是的。建议到正规大医院产检，因为大医院会有独立的血库，并且具备能够立即组建救治团队的能力，因为对出血高危因素者处理往往需要麻醉科、重症医学科、新生儿科、血管外科、泌尿外科、输血科等多学科团队共同参与，这样可大大降低分娩时的出血危险。

问:子宫腺肌病产后还需要随访吗?

答:需要,建议长期随访,产后每3~6个月随访一次。

问:子宫腺肌病会恶变吗?

答:有恶变可能。但总体而言,恶变的情况罕见,子宫腺肌病恶变的临床表现主要包括:绝经前异常子宫出血或绝经后阴道流血,下腹部或盆腔疼痛。子宫腺肌病恶变的可能危险因素包括:年龄、初潮早、月经周期短、肥胖、他莫昔芬摄入史、分娩年龄小、多产、妊娠早期刮宫等。然而,恶变的具体机制尚不明确。由于缺乏典型的临床表现,恶变易被忽略,因此,建议如果存在高危因素,应当按时随访,做到早发现、早治疗。

问:介入栓塞是如何治疗子宫腺肌病的?

答:介入栓塞是通过引入栓塞剂阻断子宫动脉小分支的血流,从而达到治疗、缓解子宫腺肌病的目的。如图6.1所示。该疾病的产生主要是由于子宫内膜(包括腺体和间质)侵入子宫肌层后不适当地增生和分化,导致了离子通道、酶、激素和转录因子等一系列因素的异常表达,从而引发不同程度的症状。介入栓塞治疗能够中断这些异常进程,防止肌细胞再次刺激化(触发失定向增生)或增殖,进而达到抑制或治愈子宫腺肌病的效果。在临床中,介入栓塞治疗被广泛使用,已成为理想有效的手段之一。相比于手术切除等方法,介入栓塞治疗拥有更好的无创性、安全性以及较明显的疗效,特别适用于子宫切除不可行或患者不愿接受子宫切除手术的情况。

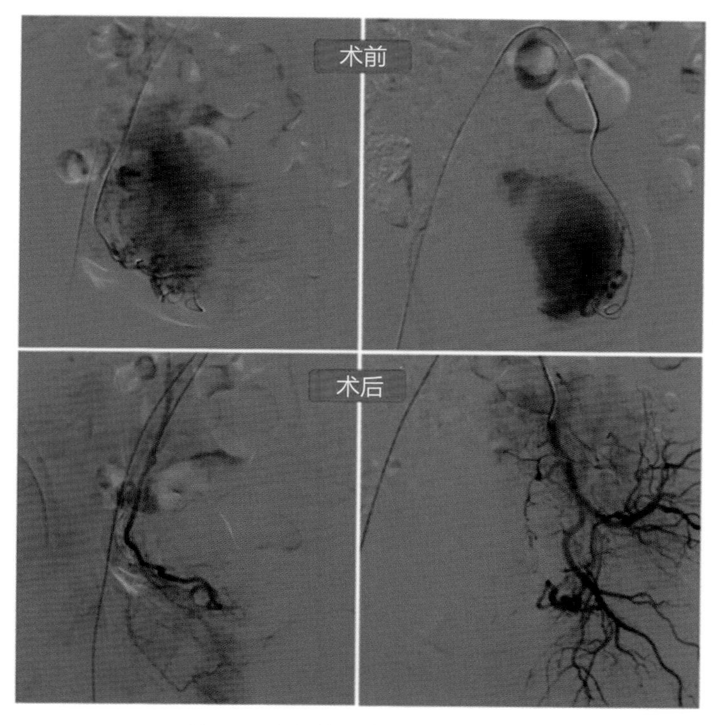

图6.1　介入栓塞治疗子宫腺肌病

问:介入栓塞子宫腺肌病有哪些优势?

答:(1) 无创伤:介入诊疗技术采用微创技术,治疗过程中不需要进行开刀手术,减少了手术风险和恢复时间,患者无须承受传统手术的疼痛和休养过程。

(2) 高效:介入诊疗技术可以局部治疗患处,通过精准采用药物或射频并进行处置,在掌握有效治疗的同时无须对全身进行大面积治疗或用药,治疗效果显著。

(3) 低损伤:相较于传统手术而言,介入诊疗技术对患者的腹腔结构十分温和,有利于患者恢复。同时,减少了对患者生殖系统影响。

(4) 并发症少：介入诊疗技术能够保留子宫周围的正常组织，并发症少，这有可能使当前疾病在某些方面更安全和有效，并且打破了诊疗手段在理论和设备体系方面的重要局限。

问：子宫动脉栓塞治疗子宫腺肌病的优势是什么？

答：子宫动脉栓塞治疗子宫腺肌病的优势在于它是一种非手术且低风险的治疗方法。与其他手术治疗方法相比，子宫动脉栓塞不需要切开皮肤，减少了手术风险和恢复时间。而且子宫动脉栓塞可以将治疗微导管顺着血流方向在透视下超选择性引到操作者想要到达的目标血管，从而对子宫治疗达到精确的效果，可以消除子宫内的疾病部位，同时尽可能地减少损坏正常组织的范围，实现精准治疗。

另外，子宫动脉栓塞还有以下优点：

(1) 有效性：临床实践证明，子宫动脉栓塞治疗子宫腺肌病的有效率高达90%以上。

(2) 对生育影响小：与其他手术方法相比，子宫动脉栓塞对女性生育功能的影响小于传统手术方法。

(3) 疗效持久：子宫动脉栓塞治疗的效果可以持续数年甚至更长时间，大大提高了治疗的彻底性。

问：子宫动脉栓塞治疗子宫腺肌病的疗效如何？

答：子宫动脉栓塞治疗子宫腺肌病的疗效是显著的。子宫腺肌病是由子宫内膜异位引起的慢性炎症性疾病，常伴随着周期性盆腔疼痛和月经不规律等症状。子宫动脉栓塞是一种重要的介入治疗方法，通过在子宫动脉的分支血管中灌注栓塞剂使其阻塞，使灌注血管所供血区域的异位子宫内膜缺血失去活力，达到缓解盆腔疼痛、减少月经量、经期缩短等疗效。

许多临床研究已证明，子宫动脉栓塞是一种安全有效的治疗方法，可以使约90%的患者有效缓解盆腔疼痛，并使40%～60%的患者减少月经量、改善月经周期。另外，该方法创伤小、恢复快、没有不良后遗症，在对子宫保留治疗有误的情况下可以有效提高患者的生活质量。如图6.2所示。

福建省妇幼保健院

MRI检查报告单

姓名： 性别： 女 年龄： 37岁 片序号：
科室： 病区： 床号： ZX05

检查部位及方法： 盆腔平扫+增强

术前

扫描方式：

检查所见：

子宫后倾，饱满，宫体约9.5x6.5x7.6cm(上下x前后x左右径)，宫腔内膜厚约0.6cm，结合带增厚与肌层分界模糊，以前壁为著，肌层信号欠均，未见明显肿块影，增强后未见明显局灶性异常强化灶，宫体下段两旁见迂曲强化血管影；宫颈基质环信号连续，见小圆形囊性灶，呈T2WI高信号，径约0.6cm；双卵巢隐约可见，双附件区未见明显肿块影或者异常强化灶。膀胱充盈欠佳。盆腔未见明显肿大淋巴结。子宫直肠陷窝区见少量片状T2WI高信号影。

检查结论：

1.考虑子宫腺肌症； 2.宫颈潴液囊肿。 3.盆腔少量积液。

福建省妇幼保健院

MRI检查报告单

姓名： 性别： 女 年龄： 38岁 病区： 床号：

检查部位：盆腔平扫+增强

检查序列：cor/sag/ax-LAVA+C

术后

检查所见：

子宫腺肌症伴肌腺瘤介入术后：子宫后位，宫体大小约5.5x4.2x5.8cm（上下径X前后径X左右径），内膜厚约3.5mm，结合带增宽，边缘模糊，原前片（21-057872）所见前壁腺肌瘤显示欠清，相应区域见欠规则形片状T1WI序列等高信号、T2WI序列低信号影，边缘伴片状T1WI序列低信号、T2WI序列高信号影，界欠清，范围约为2.4x1.5x2.5cm，增强扫描后病灶内壁未见明显强化，边界显示较平扫清晰，余子宫未见明显异常信号影及明显异常强化灶；两侧卵巢可见模型台、大小及信号未见明显异常，双侧附件区未见明显异常信号影及明显异常强化灶；膀胱充盈良好，壁光整，腔内未见明显异常信号影及明显异常强化灶；盆腔内见少量积液，未见明显肿大淋巴结。扫及L5/S1椎间盘T2WI信号减低。

诊断意见：

1、子宫腺肌症伴肌腺瘤介入术后：所见如上述，请结合临床。
2、扫及L5/S1椎间盘退行性改变。

图6.2 介入栓塞治疗子宫腺肌病术后疗效报告单

问:动脉栓塞治疗子宫腺肌病需要进行哪些准备?

答:(1) 详细了解病情:通过病史、体格检查、影像学检查等多种途径,对患者的病情进行全面了解。

(2) 制定手术方案:根据患者的疾病特点制定个性化的手术方案。

(3) 评估手术风险:对患者的主观和客观情况进行评估,以确保手术的安全性。

(4)护理指导:对患者术前和术后饮食、心理情况、个人卫生等方面进行全面指导。

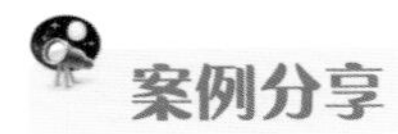

案例分享

"不死的癌症"——子宫腺肌病

子宫腺肌病,好发于生育年龄妇女,是一种常见的妇科疾病,虽然很少危及人的生命,但仍会给人带来痛苦。以前因其病因不清、治疗手段有限,除子宫切除术外,保守性治疗的效果不尽如人意,故又被称为"不死的癌症""子宫恶霸""难以治愈的妇科疾病之一""影响女性一生的疾病"等。随着血管介入技术在妇产科领域的推广,子宫腺肌病的治疗也不再是"摘子宫"这一种方法了。

37岁的郑女士来就诊时已经被月经期下腹痛折磨了5年多。自从郑女士生下二胎后,每到月经期下腹部都会剧痛,她自诉每次痛的时候都快"晕过去了",有一次痛到"休克",幸好被同事看到并及时叫了救护车。后来郑女士的同事一看到她脸色不对就知道她"月经来了"。郑女士也因此要经常请假休息,无法正常工作,严重影响工作和生活。郑女士为此也没少往医院跑,医生检查后诊断为子宫腺肌病。可她跑遍了省内各大医院,试过了各类药物治疗都没见效。身边年长的女性朋友告诉郑女士，再忍一忍，等绝经了就好了，要么就把子宫切了；妇科医生也告诉她，要想彻底治疗就把子宫切了。可郑女士心想她才37岁，到绝经期还早，这种日子她实在不想熬了。于是她准备接受妇科医生的建议，进行子宫全切除术，但她始终下不了决心。后来，经过多方打听，她了解到有一种微创手术，不用切除子宫，也能治疗子宫腺肌病。于是，她到福建省妇幼保健院门诊找到血管外科&介入治疗科詹腾辉副主任医师。经过检查后，詹主任发现郑女士的子宫大小约为9.5 cm×6.5 cm×7.6 cm，比正常子宫体积大了很多。于是詹主任为她安排了子宫动脉栓塞术。手术进行得很顺利，不到1个小时就完成了。郑女士恢复得很快，术后第2天就出院了。术后1个月，郑女士返院复查时告诉医生，她经期时下腹疼痛已经好很多了。术后5个月，郑女士再次复诊时告诉医生现在经期时下腹已经不再疼痛了，复查提示她的子宫大小约为5.5 cm×4.2 cm×5.8 cm，基本恢复到正常大小。

什么是子宫腺肌病？

子宫腺肌病是指子宫内膜(包括腺体和间质)侵入子宫肌层生长而产生的病变。其病理生理机制不明，目前并无单一学说可以解释此复杂病症。可以简单地理解为子宫内膜从宫腔异位到子宫的肌层和腺体里面，每次月经来潮，这部分异位的内膜就像月经一样，对卵巢分泌的激素产生反应，形成月经血一样的类似物，但又无法排出体外，就产生比较明显的疼痛感。除了痛经外，子宫腺肌病还表现为月经失调、子宫增大、不孕等。

子宫腺肌病为什么不容易治愈？

子宫腺肌病的患者经常会听到这样一句话——要么熬到绝经，要么切除子宫！这句话在一定程度上说明了传统治疗方法疗效不佳。传统治疗子宫腺肌病的方法包括药物治疗和手术治疗。药物治疗的目标是缓解症状，其疗效是暂时性的，停药后症状复发，长期服药则会带来明显的副作用。手术治疗包括保留子宫手术和子宫全切手术。前者病灶难以切净，术后极易复发，同时术后还有妊娠胎盘植入和子宫破裂等高危妊娠的风险，在临床中较少使用；后者是目前子宫腺肌病患者的根治性治疗，但代价巨大。因此，子宫腺肌病的传统治疗方法疗效欠佳。

为什么子宫动脉栓塞术治疗子宫腺肌病的效果好？

前面我们讲述了子宫腺肌病是子宫内膜异位到子宫肌层生长而产生的病变。异位的子宫内膜均受到卵巢激素的作用而产生相应的变化，从而产生各种症状。而子宫动脉栓塞术是通过血管介入技术，有选择地栓塞双侧子宫动脉，导致异位的内膜缺血、缺氧，发生坏死、吸收，从而达到减小病灶及子宫体积、减轻临床症状的治疗作用。整个手术通过一个针眼就可以完成，在保留子宫的基础上达到治疗效果。研究表明，子宫动脉栓塞治疗子宫腺肌病痛经疗效的有效率在术后6个月达到79.58%；治疗患者月经量过多的有效率3个月达到80.43%，术后5年有效率达94.87%，而月经量过多复发率术后5年仅2.56%。目前仍无一种保守治疗的方法能够达到此效果。因此，子宫动脉栓塞是目前保守治疗子宫腺肌病最好的方法，也是切除子宫前的最后一种选择。

子宫动脉栓塞术对生育能力有影响吗？

子宫腺肌病患者大多是育龄女性，此类患者也经常出现不孕，因此很多子宫腺肌病患者都想在治疗这个疾病的同时保留子宫、保留生育能力，对于传统治疗切除子宫的做法极为排斥。据福建省妇幼保健院血管外科&介入治疗科詹腾辉副主任医师介绍，子宫腺肌病早期被认为是子宫动脉栓塞术的禁忌证，因为有学者认为它会影响生育能力。近年来,随着相关研究的深入,学者们发现规范的子宫动脉栓塞术并不会影响女性的生育能力,绝大多数女性在术后可以正常妊娠,其中仅有一小部分患者存在早产风险。只要孕期定期产检,基本可以规避这些风险。

资料来源:福建省妇幼保健院."子宫保卫战"(四):"不死的癌症":子宫腺肌症[EB/OL].(2022-11-11). https://mp.weixin.qq.com/s/2taCdgP5Iy6QalyvpwgZNQ.

参考文献

中国医师协会妇产科医师分会子宫内膜异位症专业委员会.子宫腺肌病诊治中国专家共识[J].中华妇产科杂志,2020,55(6):376-383.

子宫腺肌病诊治中国专家共识

第七章　盆腔淤积综合征

问：什么是盆腔淤积综合征？

答：盆腔淤积综合征（pelvic congestion syndrome，PCS）是一种因慢性盆腔静脉血液流出不畅、盆腔静脉充盈所引起的一种独特疾病。其临床特点为"三痛两多一少"，即盆腔坠痛、低位腰痛、性交痛，月经多、白带多，妇科检查阳性体征少。盆腔淤积综合征又称为盆腔淤血综合征，2022年欧洲血管外科学会（European Society for Vascular Surgery，ESVS）又将其称为盆腔静脉功能不全（pelvic venous disorders，PeVD）。

问：慢性盆腔痛有可能是PCS吗？

答：PCS的典型疼痛表现是隐痛，但是也可以表现为尖锐的疼痛或刺痛。久坐或久站后都会加重疼痛，躺下后症状缓解。性交期间或性交后也会使疼痛加重。疼痛也会伴随后背痛、腿疼和有时异常月经出血。有些女性在臀部、大腿和阴道可能有静脉曲张。一些女性偶尔会从阴道中流出清亮或水样分泌物。其他症状包括疲劳、情绪波动、头痛、腹胀。在患有PCS的女性中，妊娠后会出现盆腔疼痛，后续妊娠还会使疼痛恶化。

问：PCS有什么症状？

答：（1）下腹部疼痛：多数为慢性耳骨联合上区弥漫性疼痛，

或为两侧下腹部疼痛，常常是一侧较重，并同时累及同侧或下肢，尤其是大腿根部或髋部酸痛无力，开始于月经中期。有少数病人偶尔表现为急性发作性腹痛，易被误诊为急性阑尾炎、卵泡破裂、异位妊娠破裂。

(2) 低位腰痛：患者所指的疼痛部位相当于骶臀区域水平，少数在骶骨下半部，常伴有下腹部疼痛症状。经前期、长久站立和性交后加重。

(3) 痛经：几乎半数以上患者有此症状。其特点是月经前数天即开始出现下腹痛、腰骶部痛或盆腔内坠胀痛，有的还逐渐转为痉挛性疼痛，月经来的前一天或第一天最厉害，月经第二天以后疼痛明显减轻。

(4) 性交痛：如问及患者，常诉称性交时有不同程度的痛感，多为深部性交痛，有的几乎难以忍受，不但当时疼痛，次日下腹痛、腰痛、白带多等症状都明显加重，因而有患者对性生活产生了厌烦。

(5) 极度疲劳感：患者往往整天感到非常疲劳，几乎无力完成自己所担负的工作(包括家务)。

(6) 白带过多：一半以上的病人有白带过多的症状。白带的性状多为清晰的黏液，无感染征。

(7) 月经改变：一部分病人有月经过多的改变，常因其子宫肥大被误诊为子宫肌瘤或子宫肥大症。还有一部分病人月经量反较前减少，但伴有明显的经前期乳房痛。

(8) 淤血性乳房痛：70% 以上的病人伴有淤血性乳房疼痛、肿胀。患者自己能摸到乳房硬结，并有压痛，多于月经中期以后随上述症状同时出现，至月经前一天或月经来潮的第一天达高峰，月经过后，随同上述症状有所减轻，或完全消失。有的病人因其乳房疼痛较盆腔疼痛为重，以致成为来诊的主诉。

(9) 外阴阴道肿胀、坠痛：盆腔淤血症患者常有外阴和阴道内肿胀、坠痛感，或有外阴烧灼、瘙痒感。外阴可表现着色，阴唇肿胀或肥大，以至某种程度的静脉充盈、怒张或曲张。

(10) 膀胱和尿道症状：约有1/3以上患者在经前期有明显的尿意频数及排尿痛症状，常被怀疑为尿路感染，但尿常规检查正常。对某些症状严重的患者进一步做膀胱镜检查，可发现膀胱三角区静脉充盈、充血和水肿。个别患者由于淤积的小静脉破裂，可导致血尿。

(11) 直肠坠痛：一部分患者有不同程度的直肠坠感、直肠痛或排便时直肠痛，经前期较明显，尤以子宫Ⅲ度后位者较多见。

(12) 自主神经症状：心情烦躁、易怒、情绪低落或心情忧郁，夜梦多、白天疲劳感及精神体力上的无能感常很严重，常有头痛。

问：哪些检查能帮助确诊PCS?

答：(1)盆腔经阴道彩超检查：盆腔彩超是通过高频声波来检测盆腔器官和组织的一种无创检查方法，可以帮助检测盆腔器官和组织的异常情况。经阴道超声可以判断盆腔静脉血流速度、血流方向、淤血程度等，还可以明确逃逸点，是首选的无创检查办法。如图7.1所示。

(2) CT静脉成像(CTV)检查：CT静脉成像可以提供更详细的盆腔器官和组织的图像信息，以及静脉显影情况，对于诊断盆腔淤积综合征可能更加敏感。

(3) 盆腔静脉造影(DSA)检查：盆腔静脉造影术是将造影剂注射在子宫腔底部肌层内，使子宫静脉、卵巢静脉及部分阴道静脉、髂内静脉显影，并以一定时间间隔连续拍片，了解盆腔血液(主要是子宫静脉及卵巢静脉)流出盆腔的时间，作为辅助诊断一个方法。在盆腔静脉血运正常时，造影剂通常在20秒内完全流出盆腔；而在盆腔淤积综合征时，静脉回流速度明显变慢，造影剂流出盆腔，要20秒以上的时间。

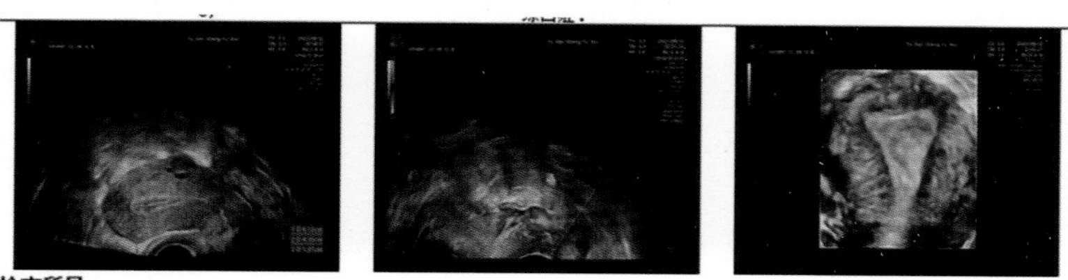

检查所见：
经阴道三维超声检查：
子宫前位，宫体大小约6.1cm×4.4cm×6.2cm，回声粗，欠均匀。肌壁间见迂曲扩张的无回声区0.3cm，CDFI：内为静脉血流频谱。子宫肌壁内见数个低回声团块，其中较大的位于：后壁1.4cm×1.1cm×1.4cm（5型），左侧壁2.8cm×2.1cm×2.6cm（6型），右侧壁1.5cm×1.5cm×1.6cm（6型），边界尚清晰，CDFI：团块均探及点状血流信号。内膜厚约1.07cm。
宫旁静脉迂曲扩张，左侧较宽处宽约0.63cm，右侧较宽处宽约0.64cm。
左侧卵巢正常大小。
右附件区探及肿物，大小约1.7cm×1.2cm×1.6cm，内为无回声，边界清楚。
子宫直肠窝未见游离无回声区。

检查提示：
子宫肌瘤伴肌腺症
右卵巢囊性肿物
盆腔淤血征象改变
请结合临床

图7.1　彩超提示盆腔淤积综合征

（4）诊断性腹腔镜检查：这是通过将腹腔镜插入腹腔来直接观察盆腔内部情况的一种检查方法，可以直接观察盆腔器官和组织的情况。盆腔淤积综合征患者行诊断性腹腔镜检查时，可见盆腔静脉增粗、迂回、曲张或成团。

（5）同位素盆腔血池扫描：常用放射性核素131 m/n，可发现盆腔局部静脉曲张。血液淤积成“血池”，放射性核素形成浓聚区。

问：如何治疗PSC？

答：PCS的治疗方法因人而异，取决于病因和症状的严重程度。一般来说，治疗方法可以分为保守治疗和手术治疗两种。

（1）保守治疗：这种治疗方法适用于症状轻的PCS患者，有以下措施：

① 休息：适当的休息可以缓解疼痛和疲劳感。

② 药物治疗：可以使用非甾体消炎药、避孕药或孕激素类药物等来缓解疼痛和调节内分泌平衡。

③ 生活方式改变：如避免长时间站立或久坐，适当锻炼，改善生活习惯等，以减少盆腔压力和缓解症状。

（2）手术治疗：这种治疗方法适用于PCS较严重的患者，如果症状严重影响生活质量，保守治疗无法缓解症状，可能需要进行手术治疗，包括以下几种：

① 盆腔静脉曲张栓塞术：经皮静脉插管，在静脉曲张部位注入栓塞材料或硬化剂，使曲张的静脉闭塞，从而缓解症状。如图7.2所示。

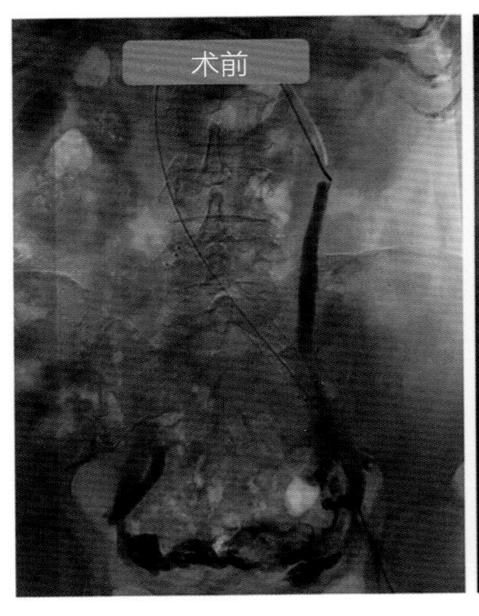

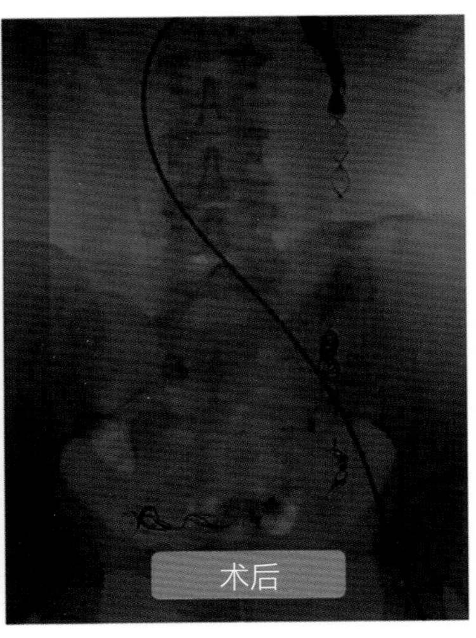

图7.2 盆腔静脉曲张栓塞术

② 子宫切除术：对于严重的PCS患者，如果保守治疗无效，行子宫切除术可以暂时改善症状，但症状可能很快复发。

需要注意的是，PCS需要根据病因和症状的具体情况来选择相应的治疗方法。

问：PCS介入栓塞的风险大吗？

答：盆腔静脉栓塞技术含量高，如果栓塞方式选择合理，手术风险并不大。尽管盆腔静脉栓塞创伤小，但对医生的操作技术和设备要求高，而且不仅仅是在静脉中打栓塞剂，还有一系列细节操作，比如超选择逃逸点、选择合适的栓塞材料，不当的栓塞材料有可能会造成肺动脉栓塞等一系列严重并发症，因此应去正规有条件的医院就诊和向有经验的医生请求帮助。当然PCS介入栓塞还会导致一系列介入并发症，比如：① 出血：插管和穿刺操作可能会损伤血管或组织，导致出血；② 血栓形成：注射栓塞剂可能会导致血管内形成血栓；③ 感染：穿刺操作和插管操作可能会引入细菌，导致感染；④ 过敏反应：栓塞剂注射过程中，患者可能会发生过敏反应，如皮疹、呼吸急促等症状。因此，合理的术前评估和充分的术前准备可以规避绝大部分的风险。

问：可以保守治疗PCS吗？

答：PCS最重要的影响是症状造成的生活质量下降。若盆腔痛、性交痛、下肢静脉跛行等一系列症状不严重，没有给生活带来不便，当然可以选择保守治疗。对于PCS较严重的患者，如果症状严重影响生活质量，保守治疗又无法缓解，则需要进行手术治疗。

问：PCS介入治疗后应注意什么？

答：盆腔静脉栓塞术后回到病房，应配合医生的治疗，谨遵医嘱，当天需要卧床，保持适当的体位，防止静脉穿刺部位出血；此外，饮食和饮水不受限制，并且多饮水有助于将体内残存的造影剂经尿液排出；术后当天需要输液；一般术后24小时可以松开静脉穿刺部位的包扎绷带，此时就可以下床活动了；由于没有伤口，不需拆线，一般术后1~2天即可出院。

问：PCS介入治疗会影响生育吗？

答：不会。PCS介入治疗后不会影响患者的内分泌、月经、性生活和生育，可以正常生活和工作，术后也可以正常进行MRI和CT等检查。

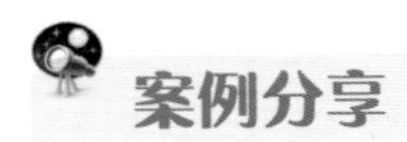

案例分享

女性的“难言之痛”——盆腔淤积综合征

52岁的蔡女士被一种妇科“良性病”困扰了10多年，她曾就诊省内各大医院，诊断为“子宫肌瘤”“子宫腺肌病”“慢性盆腔炎”等疾病，一共经历了包括子宫动脉栓塞术在内的3次手术，还接受了一段时间的物理治疗，但均未能治愈这种“良性病”，症状不但没有改善反而有所加重，生活受到极大影响。有一段时间，她甚至想切除子宫，一了百了，最终还是没能狠下心。

今年5月份，蔡女士辗转多家医院，抱着试一试的心态找到福建省妇幼保健院血管外科&介入治疗科詹腾辉副主任医师。“詹主任，其他医生都说我得的是一种良性病，可我已经做了3次手术了，症状一点也没改善，听说您是妇科微创治疗专家，请您帮帮我，我的病还能治疗吗？”蔡女士第一次见到詹主任时满脸忧虑地说道，说着说着差点哭出声来。

詹主任接诊后详细询问了蔡女士的病史。她已经“反复下腹痛10余年”，站立时加重，月经期尤其严重，平躺休息后可以缓解，全身体格检查却没有明显的异常。结合蔡女士的就诊经历，詹主任的脑海里出现了一个病——盆腔淤积综合征。蔡女士由此接受了妇科彩超的检查，结果提示“宫旁静脉迂曲扩张”，果然验证了詹主任的判断。造成蔡女士多年痛苦的真正“元凶”可能就是它了。

蔡女士在听到这个病后心里打起了嘀咕，听说过腿上静脉曲张，但从来没听说过肚子里静脉曲张，到底是不是这个问题？带着这样的疑虑，蔡女士办理了住院手续。入院后完善盆腔CTV，发现她“双侧卵巢静脉粗大，盆腔静脉迂曲、增粗”，再次确诊盆腔淤积综合征。于是詹主任根据国际最新指南的推荐为蔡女士安排了微创介入手术——经左股静脉双侧卵巢静脉+盆腔曲张静脉栓塞术。术中詹主任栓塞了双侧粗大的卵巢静脉和盆腔迂曲的静脉，手术历时1个多小时，整个手术过程蔡女士并未感到特别不适。术后第2天蔡女士就恢复正常活动并办理了出院手续，手术伤口仅有一个“针眼”。8月底，也就是术后3个月，蔡女士回院复诊时欣喜地表示她的下腹痛已经慢慢消失了，她的生活终于回到了正轨。

什么是盆腔淤积综合征？

盆腔淤血综合征是由于卵巢静脉和（或）盆腔静脉反流和（或）阻塞引起的盆腔静脉曲张，导致会阴沉重/排尿紧迫和性交后疼痛等一系列慢性盆腔痛症状的综合征。Richet于1857年首次描述了盆腔静脉曲张的存在，而Taylor于1949年创造了“盆腔静脉淤血综合征”这一术语。

2022年欧洲血管外科学会更新了对这个疾病的认识，提出了“盆腔静脉功能不全”的概念。盆腔静脉功能不全是由于盆腔静脉（性腺静脉、髂内静脉及其属支、盆腔静脉丛）及其主要引流静脉（左肾静脉、髂总静脉、盆腔逃逸点）发生血流动力学紊乱，从而导致的一系列慢性症状体征,其病理生理学基础主要是反流和阻塞。ESVS结合症状(S)、曲张静脉(V)和病理生理学(P)三个方面提出了"SVP分型"和综合管理(图7.3),使PCS的诊治进入一个新的阶段。

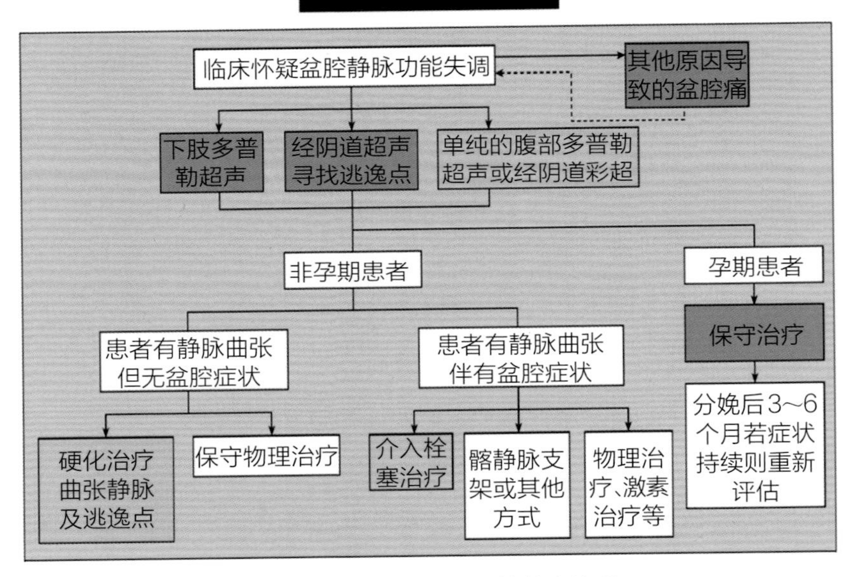

图7.3 盆腔淤积综合征的综合管理

出现哪些症状时应该警惕盆腔淤积综合征?

(1) 下腹部/盆腔坠痛:表现为下腹部或者盆腔闷痛,久站时、月经期加重,卧床休息后可缓解,部分患者因刺激膀胱和直肠出现尿频、憋尿困难和里急后重感。

(2) 腰背痛:表现为低位腰背部酸痛,部分患者合并下肢酸痛,容易与腰椎间盘突出混淆,但一般不会出现麻木。

(3) 深部性交痛:部分患者出现性交痛,影响性生活,甚至影响家庭关系。

(4) 月经量多、白带多：表现为月经期阴道出血量增加或经期延长，月经期外可有阴道分泌物增多，即白带增多。

为什么盆腔淤积综合征那么隐秘？

盆腔淤积综合征的病理生理学改变可以简单理解为久站久坐、盆腔静脉瓣膜缺如或功能不全等原因造成盆腔静脉曲张、血液回流障碍，淤积的血液中含有大量代谢废物，从而刺激盆腔的组织和器官，出现各种不适。

而这些不适的表现并不具有特异性。例如，下腹部/盆腔坠痛也可出现在盆腔炎、子宫肌瘤或者子宫腺肌病的患者中，或者部分患者合并子宫肌瘤和子宫腺肌病，但按照子宫肌瘤和子宫腺肌病进行治疗却没有明显改善，此时应该考虑盆腔淤积综合征。这也是蔡女士就医过程坎坷的原因。而腰背痛合并下肢酸痛的患者容易被误诊为腰椎间盘突出，尿频、憋尿困难的患者容易被误诊为尿路感染，里急后重感的患者容易被误诊为直肠息肉，可想而知这样的治疗是无法取得满意疗效的。

怀疑盆腔淤积综合征时应该进行妇科彩超检查，有经验的医生结合病史和彩超结果基本可以作出诊断。在治疗方面，本病最早由妇科医生发现，但妇科治疗手段始终无法取得确切的疗效，最终患者只能选择切除子宫。随着国内外专家对本病的研究、理解不断深入，治疗方法已经取得质的飞跃。目前血管腔内治疗可以做到保留子宫的同时缓解病痛。《2022年欧洲血管外科协会——慢性下肢静脉疾病管理临床实践指南》推荐针对该疾病的首选治疗方案为血管腔内治疗。如图7.4所示。

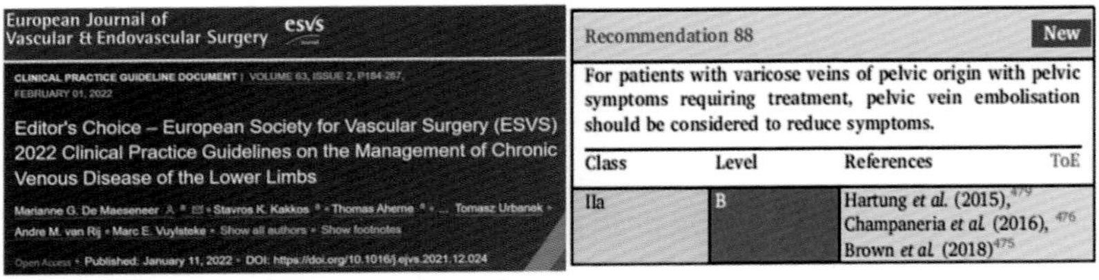

European Journal of Vascular & Endovascular Surgery esvs

CLINICAL PRACTICE GUIDELINE DOCUMENT | VOLUME 63, ISSUE 2, P184-267, FEBRUARY 01, 2022

Editor's Choice – European Society for Vascular Surgery (ESVS) 2022 Clinical Practice Guidelines on the Management of Chronic Venous Disease of the Lower Limbs

Marianne G. De Maeseneer • Stavros K. Kakkos • Thomas Aherne • ... Tomasz Urbanek • Andre M. van Rij • Marc E. Vuylsteke • Show all authors • Show footnotes

Open Access • Published: January 11, 2022 • DOI: https://doi.org/10.1016/j.ejvs.2021.12.024

Recommendation 88			New
For patients with varicose veins of pelvic origin with pelvic symptoms requiring treatment, pelvic vein embolisation should be considered to reduce symptoms.			
Class	Level	References	ToE
IIa	B	Hartung *et al.* (2015),[479] Champaneria *et al.* (2016),[476] Brown *et al.* (2018)[475]	

图7.4 《2022年欧洲血管外科协会——慢性下肢静脉疾病管理临床实践指南》中关于治疗盆腔淤积综合征的推荐内容

血管腔内治疗有哪些优点?

(1) 创伤小,术后仅有2 mm穿刺伤口,可保留女性生殖器官,对月经、生育、内分泌和性生活都不影响。

(2) 恢复快,术后1～2天即可出院。

(3) 疗效佳,闭塞病变卵巢静脉和盆腔盆底静脉丛,改善静脉高压,效果显著且持久。

(4) 副作用小,仅治疗有问题的静脉,不影响其他正常组织。

血管腔内治疗效果如何?

血管腔内介入手术效果显著,显著提升盆腔淤血综合征患者的术后生活质量。在一项纳入266例PCS患者的研究中,指出其疗效有:

(1) 75.2%的患者的痛经得到改善。

(2) 85.2%的患者的性交困难得到改善。

(3) 98.7%的患者的尿急得到改善。

资料来源:福建省妇幼保健院.子宫保卫战之“女性难言的痛”:盆腔淤积综合征[EB/OL].(2022-09-16).https://mp.weixin.qq.com/s/EQkn6SX-piyS4Qv1rD1XH_Q.

第八章　子宫动静脉瘘

问：子宫异常出血会是子宫动静脉瘘吗？

答：首先我们要了解子宫动静脉瘘是什么。

子宫动静脉瘘（uterine arteriovenous fistula，UAVF）是一种由于子宫内动脉和静脉之间异常通路形成引起的疾病。其病理生理学基础是血管结构异常和血流量增加导致的异常病理变化。正常情况下，子宫内动脉血流向子宫内膜，然后通过子宫静脉回流至髂静脉。而在UAVF患者中，异常通路形成，使得动脉和静脉之间的连接突破了正常的血管结构，直接将动脉血流输送到静脉系统中，绕过了正常的微循环系统，导致血流量急剧增加。血流量增加引起了一系列病理生理学的变化，包括子宫内膜的增生和变薄，导致异常的出血和月经不调。同时，由于静脉系统的负荷增加，导致静脉压力增高，进一步引起静脉扩张和静脉壁的增厚，形成静脉曲张和静脉血栓。这些病理变化都会进一步增加血流阻力和血管壁压力，导致更严重的血流量异常和组织受损。

其次我们要了解UAVF会有什么症状。

① 异常的阴道出血：UAVF患者会出现异常的阴道出血，有时会伴随着血块。这是因为异常的血流量增加，使得子宫内膜容易脱落，从而引起出血。

② 不规则的月经：UAVF 患者的月经可能会变得不规则，且周期会延长或缩短。这是因为异常的血流量会干扰正常的月经周期。

③ 疼痛：UAVF 患者可能会出现下腹部或骨盆区域的疼痛。疼痛的原因是由于异常的血流量引起的压力增加和组织受压。

④ 贫血：由于异常的出血和血流量增加，UAVF 患者可能会出现贫血。贫血的严重程度取决于出血量和频率。

⑤ 不孕：UAVF 患者可能会出现不孕症状。这是因为异常的血流量会干扰正常的卵子成熟和受精过程。

⑥ 腹胀：UAVF 患者可能会出现腹部胀痛和不适。这是因为异常的血流量会增加子宫的大小和压力。

问：哪些检查能帮助确诊 UAVF？

答：对于疑似 UAVF 的患者，常规的临床检查包括病史询问、妇科检查、超声检查等。但是，这些常规检查往往不能明确诊断 UAVF，因为其特殊的病理生理学特点和表现形式需要更加特殊的检查手段。以下是帮助确诊 UAVF 的一些特殊检查：

(1) 彩色多普勒超声检查。这是一种非侵入性检查方法，可以用来识别血管结构和血流方向。对于 UAVF 患者，彩色多普勒超声检查可以检测到异常的血管通路、血流量增加和异常的血流方向，进而帮助明确诊断 UAVF。

(2) CT 血管成像（computed tomography angiography，CTA）。这是一种非侵入性影像学检查方法，可以提供高质量的血管成像，显示血管的三维结构和血流动力学特征。如图 8.1 所示。CTA 可以清晰显示子宫内动脉和静脉之间的异常血管通路和血管的立体结构，以及周围的组织结构，包括子宫、卵巢和输尿

术前

福建省妇幼保健院

CT检查报告单

卡号： 住 院 号：

检查时间 2022-06-06 CT号：

姓名： 郑 性别： 女 年龄： 35岁 病区 床号：

检查部位：肾动脉至股骨大转子CT平扫+增强+CTA 条码号：

扫描方式：扫描层厚5mm

检查所见：

双肾位置、形态和大小未见明显异常，未见异常密度灶，增强后未见明显异常强化灶。双侧肾盂、肾盏无扩张。左肾静脉汇入下腔静脉行程中，穿行于肠系膜上动脉与腹主动脉间隙处可见弧形压迹，管腔变窄，径约0.3cm，左肾静脉近肾门最宽处径约0.8cm，肠系膜上动脉与腹主动脉之间夹角约25°，左肾静脉近肾门段扩张；右肾动静脉走行未见明显异常，管径未见明显异常。动脉期可见子宫内多发紊乱的血管影，相应静脉亦见显示，静脉期子宫内异常血管影增多、并可见宫旁大量迂曲成团静脉血管影，左侧卵巢静脉明显增粗，最宽径约0.8cm。双肾动脉、腹主动脉、双侧髂总、髂内、外动脉走行及形态未见明显异常，未见明显狭窄或扩张。

诊断意见：

1、肠系膜上动脉与腹主动脉之间夹角偏小伴左肾静脉弧形受压变窄及左侧卵巢静脉明显增粗，需警惕胡桃夹综合征，请结合临床及相关检查。

2、考虑子宫动静脉瘘伴盆底静脉曲张（淤血综合征），请结合相关检查。

图8.1 子宫动静脉瘘检查(CTA)

福建省妇幼保健院

MRI检查报告单

卡号： 住 院 号：

检查时间 2022-06-07 MR号：

姓名： 郑 性别： 女 年龄： 35岁 病区： 床号：

检 腔 条码号：

检查序列：cor/sag/ax-T2WI+FS、ax-T1WI、DWI、LAVA

检查所见：

子宫前倾，宫体约5.9x4.3x6.5cm，宫腔内膜厚约0.5cm，右宫角区及子宫右前壁肌层见欠规则形细管形迂曲走行T2WI信号影，增强后上述异常强化明显，余肌层未见明显异常强化灶。宫腔内（近右宫角部）见结节状T2WI高信号、T1WI等信号、DWI低信号，约1.2x0.8x1.3cm，增强后明显强化。宫颈基质环信号未见明显中断，未见明显肿块影或异常强化灶。双卵巢可见，未见明显异常强化灶。盆腔内未见明显积液或增大淋巴结。

诊断意见：

1、右宫角区及子宫右前壁异常混杂信号影，符合动静脉瘘改变。

2、宫腔内（近右宫角部）类圆形异常信号，需警惕流产不全。

图8.2 子宫动静脉瘘检查(MRI)

管等器官。这些信息可以帮助医生了解病情的位置和范围，评估病情的严重程度，从而作出合理的治疗计划。

（3）MRI检查。这是一种非侵入性的检查方法，可以提供高分辨率的图像，对检测UAVF也有一定的帮助。如图8.2所示。MRI可以显示异常的血管通路和血管周围的组织结构，可以提供比超声检查更加详细的信息。

（4）子宫动脉造影（digital subtraction angiography，DSA）。这是一种介入性检查方法，需要在子宫动脉内注入造影剂，进而显示出子宫动脉和静脉之间的异常通路和血流方向。这种检查方法需要专业的医生进行操作，并且具有一定的风险，但是可以提供非常详细和准确的诊断结果。

问：如何治疗UAVF？

答：（1）期待治疗：早期妊娠合并或并发UAVF需要根据胚胎发育状况、着床的位置、UAVF的病灶大小、阴道出血量、动静脉最高血流速度（PSV）等因素综合评估是否可以在严密监测下继续妊娠；同时还需要告知患者随时可能有大量出血、流产、子宫切除甚至危及生命等风险。已明确诊断的UAVF患者未经治疗意外妊娠，且生育愿望强烈，若病灶范围小，此次妊娠后无阴道流血或血量小，且彩色多普勒超声检查UAVF病灶中的PSV＜40 cm/s，可以继续妊娠，但需密切观察随访。妊娠相关UAVF，在终止妊娠后部分子宫肌层血管的异常交通可以在几周至几个月内自行消退，对于此类继发性无症状UAVF患者，可进行期待管理。

（2）药物保守治疗：药物保守治疗的指征尚无明确的循证医学证据，目前仅用于非妊娠期及妊娠终止后患者。若盆腔超声检查UAVF病灶相对较小，PSV为40～60 cm/s，且阴道流血量小时，可以尝试药物治疗。常用药物包括复方口服避孕药、高效孕激素、GnRH-a、宫缩剂等，可单独或联合应用。如果治疗过程中仍有反复出血或出血增多，推荐选择UAVF栓塞术或手术治疗。

(3) 妊娠物清除术。子宫特殊部位的妊娠局部血流丰富，如子宫颈妊娠、宫角妊娠等。虽然子宫颈或宫角妊娠合并或并发UAVF临床不常见，但极大增加了术中出血的风险。妊娠早期一旦确诊子宫特殊部位妊娠合并或并发UAVF，应及时终止妊娠、去除病灶，保障患者的安全。术前需要充分讨论评估，做好围手术期抢救预案。手术方式应根据可及性、患者症状的严重程度和术者手术技巧选择。对于不全流产继发UAVF的患者，由于出血风险增大，不可盲目行诊刮术，推荐根据病灶大小及其血流动力学状态评估决定是否采用UAE后在超声引导下行负压吸引术、清宫术或宫腔镜下行宫腔残留物清除术。

(4) UAE治疗。UAVF的经验远不及单纯UAE止血，为此特别需要重视操作技术。对于适应证的掌握、栓塞材料的类型与用量把控、栓塞血管或部位的选择是否恰当，都关乎栓塞治疗的成败。UAVF栓塞治疗的目标部位是瘘池，故将瘘口完全堵塞、消除异常的引流静脉是最确切、最彻底的治疗方案。如果不能经瘘池两端(动脉端和静脉端)路径接近瘘池并实施精准完全栓塞，而采取在子宫动脉造影诊断和评估的同时进行子宫动脉及附属分支血管的局部精细栓塞，也是目前临床较常选择的治疗方式。需要强调的是，不论采用何种形式的栓塞路径，都应该做好随时开腹止血的预案。UAE是UAVF的主要保守治疗方法之一，适应证主要根据患者的临床症状，尤其适用于年轻、需要保留生育功能的UAVF患者。若患者有阴道流血，药物治疗无效，PSV>70 cm/s，应优先考虑UAE。栓塞术后由于局部侧支循环及邻近动静脉分支再通，有栓塞失败、再次出血的可能。部分复发患者接受再次栓塞，仍可获得良好的治疗效果。

（5）子宫切除术。手术指征包括：① 反复发作的子宫出血、无生育要求、随访条件差、药物治疗或UAE治疗失败的患者；② 伴有大量子宫出血并危及生命，其他止血方法无效或无法使用时。鉴于UAVF血供的复杂性，有时子宫动脉未必是“流入道”，子宫切除前或切除术中，须有DSA引导，推荐在杂交手术室进行手术，利于精准定位UAVF的“流入道”，避免因过早阻断“流出道”导致UAVF血池压力急剧上升，致使术中大出血的可能。若术前预先实施UAE，可使手术的“安全平面”界限相对明显，既可减少术中出血、降低手术风险，又可提高手术切除率、降低术后复发率。

问：UAVF行介入栓塞术后应该注意什么？

答：（1）疼痛。介入栓塞术后可能会出现疼痛，疼痛程度因人而异，主要与个人疼痛耐受程度及栓塞程度有密切关系

（2）休息。股动脉压迫处要求绝对休息24小时，腿不可弯曲，不能下床活动。介入栓塞术后需要保持充足的休息，避免剧烈活动。

（3）观察并发症。介入栓塞术后需要密切观察有无并发症出现，如恶心、呕吐、头晕、呼吸困难、气促、气急、心悸等情况。

（4）定期随访。介入栓塞术后需要定期随访，以确保治疗效果和早期发现并处理潜在的并发症。

问：介入治疗UAVF一般采用什么样的麻醉方式？

答：UAVF栓塞治疗的穿刺点一般在腹股沟，手术在安装有大型X线透视机器的导管室或手术室里进行。麻醉方式一般选择局部麻醉。在局部麻醉下，医生会在手术区域注射麻醉

剂，使得局部区域失去感觉，从而实现疼痛控制。此外，采用局部麻醉还可以提高手术安全性和成功率，减少手术时间和出血量。

问：介入治疗UAVF有哪些风险？

答：介入治疗UAVF的风险主要有以下几种：

（1）异位栓塞：是指在介入手术中，栓子脱落并经过动脉分支进入非目标区域，导致该区域的血管堵塞而引起缺血或梗死的情况。在UAVF栓塞中异位栓塞可能发生在治疗部位以外的其他盆腔脏器中，进而造成不同程度的损害。

（2）肺动脉栓塞：引流静脉栓塞时弹簧圈脱落或栓塞颗粒经过动静脉瘘回流都有可能造成肺动脉栓塞。

（3）其他介入并发症：

① 出血：由于介入手术需要穿刺皮肤，进入血管或组织内部进行操作，因此存在出血的风险。在某些情况下，这种出血可能会导致严重的大出血，并可能需要紧急手术干预。

② 血栓形成：介入手术过程中，导管或器械的接触可能会导致血栓形成，这可能会阻塞血管或器官，并导致组织缺血或坏死。

③ 感染：穿刺皮肤和引入导管或器械的操作增加了感染的风险。

④ 神经或血管损伤：介入手术中的穿刺和器械操作可能会损伤周围的神经或血管。在某些情况下，这种损伤可能会导致严重的并发症。

⑤ 过敏反应：在某些情况下，介入手术所使用的造影剂或其他药物可能会引发过敏反应。过敏反应可能会导致严重的呼吸困难、低血压、休克等。

问:UAVF治疗后何时复查?

答:(1) 血β-HCG监测:每1~2周复查1次,直至正常。

(2) 盆腔超声检查:每2~4周1次,持续3个月;若无异常情况,之后每6~12个月复查1次,随访有无复发。

(3) 行UAE术患者如果仍有生育需求,推荐UAE术后避孕6个月。局部病灶切除术后,按照瘢痕子宫随诊原则,应避孕24个月。图8.3为UAVF患者UAE术后再次妊娠的超声检查报告。

福建省妇幼保健院
彩色多普勒超声检查报告

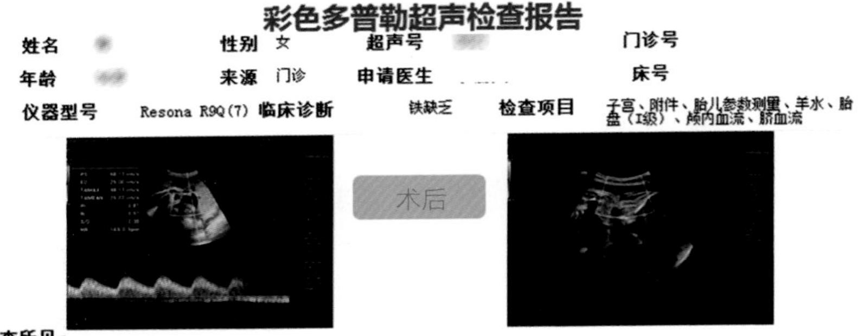
姓名　　性别 女　　超声号　　门诊号
年龄　　来源 门诊　　申请医生　　床号
仪器型号 Resona R9Q(7)　　临床诊断 铁缺乏　　检查项目 子宫、附件、胎儿参数测量、羊水、胎盘(I级)、颅内血流、脐血流

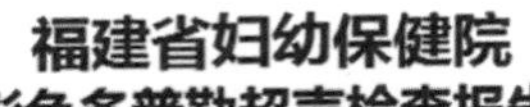

检查所见:
(一般产前超声检查)
子宫增大,宫腔内见一胎儿。左侧卵巢可见。右侧卵巢可见。
测量参数:BPD 9.3cm;HC 32.3cm;AC 32.1cm;FL 6.8cm。
羊水指数: 10.6cm。
脊柱方向:右侧。
胎儿颈部周围未见脐带回声。
胎心:心率 145次/分,律齐。
胎动:可见。
胎盘:附着于前壁、左侧壁,厚约 3.1cm,Ⅱ级。胎盘脐带插入口显示不清。
胎位:头位。
CDFI:胎儿大脑中动脉PI 1.20,RI 0.65,S/D 2.85,Vm 25.09cm/s,PS 46.29cm/s;
脐动脉PI 0.81,RI 0.57,S/D 2.35,Vm 48.13cm/s,PS 68.13cm/s。
检查提示:
子宫内单胎妊娠,胎儿存活,头位(AUA36w2d)
胎儿体重评估约2808g±410g
建议产科咨询
说明:本次检查主要进行胎儿生长参数等指标的测量,不做胎儿畸形筛查和诊断。

图8.3　UAVF患者UAE术后再次妊娠的超声检查报告

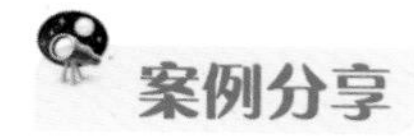

案例分享

少见而凶险的子宫动静脉瘘

傍晚6点左右，刚刚完成福建省妇幼保健院五四北院区妇科会诊的我科张医生就接到了詹腾辉副主任医师和科室护理站的电话，急诊来了一位阴道出血怀疑为子宫动静脉瘘的患者。詹主任紧急联系影像科进行盆腔CTA检查。

患者是一名年轻基层医务人员，停经50多天，突发阴道出血6小时，其间进行过“药物流产”，当地医院彩超检查怀疑“子宫动静脉瘘”，建议转诊我院。刚到医院时患者脸色苍白，急查血常规提示血红蛋白118 g/L(6小时前为134 g/L)，凝血提示纤维蛋白原为1.25 g/L，急诊彩超和CTA均提示右侧子宫动静脉瘘形成、盆腔静脉曲张和左髂静脉压迫。好在患者没有持续阴道出血情况，詹主任跟患者及家属进行充分告知和沟通后，决定先补充纤维蛋白从而减少术中出血的可能，如果此过程中再次大量出血则行急诊手术。1天后复查纤维蛋白原恢复正常，由于患者才27岁，其本人及家属保留子宫的意愿强烈，经充分沟通，詹主任决定为患者行“微创”的子宫动静脉瘘栓塞术，并同期处理盆腔静脉功能失调及左髂静脉压迫。

手术当天，非常顺利：超选择进入双侧子宫动脉，造影见双侧卵巢静脉及右侧髂内静脉分支早显，子宫动静脉瘘诊断明确，予弹簧圈栓塞双侧卵巢静脉及右侧髂内静脉分支(动静脉瘘的引流静脉)，并于动脉端注入明胶海绵颗粒。再次造影早显的静脉消失，并同期行左髂静脉球囊支架成形术和盆腔静脉栓塞术。术后患者阴道无再出血，血红蛋白逐渐恢复，脸色恢复红润。得益于介入技术，患者保留了子宫，也保留了生育能力。

那么什么是子宫动静脉瘘？为什么它那么凶险呢？

子宫动静脉瘘（UAVF）是子宫动静脉畸形的一种，是子宫动脉分支和子宫静脉丛之间形成的异常结构，未经过毛细血管网而是由畸形血管团连接而成。UAVF表现为显著扩张的子宫动脉管壁与引流静脉之间发生动静脉短路，形成直接交通的血管病理性病变。

UAVF分为先天性及获得性两类。先天性UAVF多因胚胎期原始血管发育异常所致，可合并有盆腔邻近器官或其他系统的血管畸形，有自行消退趋势，一般有10～20年的病程，临床较为罕见。见于母体Graves病（毒性弥漫性甲状腺肿）、接触己烯雌酚等情况。获得性UAVF更为常见，是指后天因素导致的血管畸形，一般认为创伤（包括手术、流产、分娩、刮宫）、感染及肿瘤等是发病的重要诱因，病理改变主要为创伤的动脉分支与肌层静脉之间存在多个小的动静脉瘘，或出现动静脉血管瘤。妊娠相关获得性UAVF可继发于胎盘绒毛植入、妊娠滋养细胞疾病（GTD）、剖宫产、自然分娩、人工流产等；非妊娠相关获得性UAVF可继发于子宫恶性肿瘤、诊断性刮宫、宫内节育器放置及取出术和其他涉及子宫的手术等操作。

UAVF可表现为阴道流血、下腹痛、继发性贫血等。多数患者表现为不规则的阴道流血，出血量小，出血时间长，也有表现为无明确诱因阵发性大出血，或短时间内大量出血后迅速停止的“开关式”出血，严重时危及生命。

UAVF的治疗应依据患者的生育需求、出血严重程度、医疗机构条件等综合考虑，决定处理方案。对于出血量少的妊娠患者经评估后可以在严密监测下继续妊娠，出血量少的非妊娠或者妊娠终止后患者，可以尝试药物治疗，但有大量出血、流产、子宫切除甚至危及生命等风险。在国内外指南中，UAE均被推荐用于UAVF的治疗，尤其适用于年轻、需要保留生育功能的患者。若患者合并阴道流血且药物治疗无效，PSV＞70 cm/s，优先考虑行UAE（2A类证据）。

资料来源：福建省妇幼保健院.“子宫保卫战”之：凶险的子宫动静脉瘘［EB/OL］.（2022-08-12）. https://mp. weixin. qq. com/s/sgRmbBHd8P8Kx8cxV5JDMQ.

参考文献

中华医学会计划生育学分会，中国优生优育协会生育健康与出生缺陷防控专委会，中国妇幼保健协会放射介入专业委员会.早期妊娠相关子宫动静脉瘘诊治的中国专家共识（2022年版）[J].中国实用妇科与产科杂志，2022，38(3)：284-289.

早期妊娠相关子宫动静脉瘘诊治的中国专家共识（2022年版）

第九章　护　　理

问:UAE术前需要准备什么?

答:所有的介入手术,均在层流洁净手术间操作完成,通常在局部麻醉情况下进行手术,术中患者始终保持清醒状态。UAE术前的准备工作有:

(1) 患者需要详细地告诉医生自己的疾病史,包括妇科疾病史,如月经史、既往妊娠情况、生育计划、妇科疾病情况、既往盆腔手术史;内科病史,如有无出血史、糖尿病史、高血压史、用药史及药物过敏史等。

(2) 配合医生完善术前检查,让医生更了解患者的身体状况、疾病情况、手术耐受能力和可能出现的风险。除了血常规、尿常规、粪常规、凝血全套、生化全套、心电图等常规检查外,还要完善妇科彩超及盆腔MRI检查,以评估子宫情况并排除恶性肿瘤。对于较大子宫或有肥胖、糖尿病、高血压等内科合并症,有血栓形成风险的患者,医生还会建议行双下肢的静脉超声检查,以评估术前有无血栓情况,这一点尤为重要。

(3) 患者术前可以增加营养以改善贫血、增加机体抵抗力和耐受力,可多吃高蛋白、高热量、高维生素、低脂肪易消化的食物和含铁的食物,宜少量多餐。

(4) 保持积极的情绪和良好的心理状态是手术顺利进行的

重要条件，术前患者需要放松心情，若对疾病有疑问，可及时向医生咨询，消除疑虑。家属也可以配合医生对患者进行安慰，尽量减轻患者紧张焦虑等不良情绪。如果患者晚上不能入睡，可告诉值班医生，遵医嘱服用一些安眠药物帮助入睡。术前充足的休息，不仅可以为患者提供良好的情绪，也保证了良好的体力，这对手术和术后恢复都很有帮助。

（5）术前需要备皮。剃去手术部位的毛发，范围主要包括下腹部、腹股沟区、外阴、大腿上1/2段。

（6）护士术前会为患者建立静脉通道，必要时术前留置导尿管。

问：UAE术后的护理有哪些？

答：UAE治疗因为创伤极小，无须麻醉，患者在术中及术后一般没有特别严重的不良反应，但仍需注意以下几点：

（1）手术之后首先需要监测生命体征。术后严密监测并记录患者生命体征4小时，观察阴道流血情况，发现异常报告医护人员进行处理。

（2）术后使患者平卧于床上，并保持穿刺一侧下肢伸直，24小时内禁弯曲，勿屈膝、屈髋，穿刺处使用绷带加压包扎，加压的绷带不能随意松解。

（3）术后由于子宫动脉血供被阻断，患者会感觉腰酸腹痛，医护人员要告诉患者不要紧张，术后可根据具体情况给予止痛药缓解痛苦。

（4）饮食。术后患者宜进食清淡易消化饮食，避免辛辣刺激食物。

问：术后穿刺部位要注意什么呢？

答：（1）患者术后返回病房后术侧肢体绝对不能弯曲，6小时后若需要翻身，可以在护士或家属的帮助下，用手按压穿刺部位向健侧转身。在变换体位时，术侧肢体应避免突然大幅度活动，术后24小时或遵医嘱后方可下床活动，但是要避免下蹲、使用腹压等动作，同时还要警惕迟发性出血，这主要与过早活动有关。

（2）避免剧烈呕吐或打喷嚏，如果无法控制，则用手按压包扎的绷带，防止穿刺部位出血或血肿。

（3）术后当天指导患者在床上大、小便，避免因过早活动引起穿刺处出血。如有留置尿管的患者，一般于次日正常下床活动后予拔除导尿管。

（4）术后24小时内应密切观察穿刺部位有无渗血或血肿形成，保持伤口清洁干燥、预防感染。

（5）一旦发现皮下淤血、肿胀或有血肿，可以延长加压时间或给予冰敷（同时进行），24小时后可改为热敷，以促进血肿的吸收。

（6）患者术后需多饮水，进食需少渣软食（术后1～2天内），保持大便通畅。对于排便困难或因缺血水肿的子宫压迫直肠引起的便意，可以使用促进胃肠蠕动的药物及开塞露纳肛缓解症状。

问：术后如何观察阴道分泌物的情况？

答：部分患者术后会出现持续的阴道血性分泌物，通常在2周内，极少数也可能会持续数月。短期内有分泌物较为普遍，若分泌物持续时间较长则不常见。大多数病人子宫肌瘤、子宫腺肌病患者术后1～5天内出现少至中量的阴道流血，呈暗红色，持续约7天。这是因子宫内膜脱落及坏死的肌瘤组织引起的。若出血时间过长，容易导致感染。此外，阴道尚有黄白色分泌物或组织物排出，是肌瘤坏死变性所致，在术后2个月左右可消失，应注意观察阴道流血量及排液情况，保持外阴清洁，用碘伏溶液擦洗外阴，每日2次，勤换卫生垫，预防感染。黏膜下肌瘤于栓塞后11天至6个月内可坏死脱落并经阴道排出或堵塞于宫颈口处，导致腹痛及子宫出血，可经阴道摘除。

问：术后发热了怎么办？

答：按照术后发热的时间可以将发热分为以下三类：

（1）术后早期发热。术后早期发热是指术后1～3天内的发热，通常是生理性的，表现为低热，是由于手术的创伤或局部的炎症（积血的吸收本身也都会引起发热）所致。当然，除了这些生理性原因，也可见病理性的原因，如肺不张。

（2）术后中期发热。术后中期发热是指术后4～6天内发热，通常提示某处有感染在“活跃”，如果此时进行了积极的处理，那么体温也可能自行消退。此时多见于肺炎、尿路感染、伤口感染早期。

（3）术后后期发热。术后后期发热是指术后的7～10天内发热，通常提示已经存在未引流的脓肿，如伤口感染（化脓性和包裹性）、深部感染（感染液集聚、脓肿）等。

根据不同原因引起的发热可以采取以下处理措施：

（1）体温38.5 ℃以下，可以给予物理降温，如温水擦浴；体温38.5 ℃以上伴随不适症状，可采取物理降温联合用药，对症处理，多饮水，必要时补液。

（2）监测体温和白细胞，进一步查找发热原因，并进行体格检查和实验室检查。

（3）积极处理原发感染灶，控制体温，加强抗感染治疗，感染得到控制后，体温也会恢复正常。

问：术后呕吐怎么办？

答：部分患者术后可出现恶心、呕吐，主要原因是：栓塞反应和造影剂的副反应，或者止痛药的副作用，如阿片类药直接刺激胃黏膜。由兴奋呕吐中枢的副反应引起的呕吐，轻者一般无须特殊处理。患者呕吐后要用温开水漱口，保持衣被清洁，注意保护穿刺部位。对呕吐比较重者，要及时告知医护人员，遵医嘱给予胃复安等止吐药物。同时保持室内空气清新，增加舒适感，注意补充热量和液体。如果患者出现恶心症状，可以主动做吞咽的动作以抑制呕吐反射。

问：术后出现皮肤硬结怎么办？

答：由于髂内动脉的后支被栓塞，臀部的肌肉和皮肤血供受阻，同时术后长时间平卧使臀部持续受压等原因，导致局部组织营养障碍，引起局部红肿、硬结伴明显触痛，最常见是臀部及骶尾部出现硬结。

患者在术后肢体制动期间可以适当采用软垫置于腰骶部或膝关节下，定时协助患者变换身体中立的支撑点，减轻局部持续受压的现象，术后6小时定时翻身，能预防皮肤硬结的发生或减轻已经出现的症状。如果患者臀部出现皮肤潮红，需加强翻身、热疗、按摩；一旦患者皮肤硬结直径大于3 cm，且有明显触痛及皮温增高，先用50%硫酸镁湿敷，辅助红外线灯照射，使之消肿，促进吸收，待硬结处皮肤温度降至正常后，用50%乙醇进行按摩，按摩时注意用力均匀，切勿损伤皮肤。

问：什么是造影剂迟发性反应，怎么处理？

答：造影剂迟发性反应是指接触造影剂24小时之后出现红斑、丘疹、脓疱、大疱、脓疱疹等皮肤症状。这些和一般的药物过敏临床表现类同。造影剂的迟发反应多见于青年女性和有造影剂过敏反应的患者，多发生在造影结束后24小时后至7天，多为一过性反应，主要表现为皮肤潮红、荨麻疹、瘙痒等症状。部分病人因使用镇痛泵或术后疲倦，可能使一些过敏症状在早期阶段不被察觉。这种情况，一般根据医嘱使用一些抗过敏的药物治疗能得到较好的改善，比如肌内注射异丙嗪或静脉推注地塞米松等，口服药主要有扑尔敏、西替利嗪等。

问：UAE术后出现疼痛怎么处理？

答：在处理子宫动脉栓塞术后疼痛时，我们首先要了解UAE术后疼痛的原因、危害、评估方法等，才能根据相应的疼痛程度给出相应的处理方法。

（1）了解UAE术后会出现疼痛的原因。几乎所有的患者在UAE术后都会出现疼痛，因UAE使用的栓塞剂进入子宫动脉，侧支循环未建立，导致病灶处于急性缺血、缺氧状态，使得血管、子宫平滑肌强烈收缩产生疼痛。UAE术后疼痛通常表现为下腹部、腰骶部的坠胀感和疼痛感，术后12小时以内最为严重。患者的疼痛程度与个人对疼痛的耐受、疾病种类、术中使用的栓塞材料以及栓塞水平等多因素有关。一般来说，子宫腺肌病患者术后疼痛反应最为严重，其次为子宫肌瘤，胎盘植入、瘢痕妊娠等疾病的疼痛感相对较轻。

（2）了解疼痛的危害。术后疼痛本身可以产生一系列的病理生理改变。例如，机体自主神经系统受影响导致心率加快、呼吸急促、血压上升；精神方面导致烦躁不安、忧郁，继之影响消化系统功能。同时，机体内分泌、激素水平也会受到影响，直接或间接使各种受体功能导致改变。所以UAE术后的缺血性疼痛不容小觑，它将会给患者带来诸多不良体验。

（3）疼痛的评估方法。疼痛是一种主观体验，目前对疼痛的评估常常需要依靠病人对疼痛体验的主观描述。对疼痛的评估，通常需要将病人的主诉与疼痛评分量表相结合来评估病人的疼痛程度。以下介绍几个常用的疼痛评估量表，以便于患者能够更加客观地描述自己的疼痛程度。

① 数字分级法(NRS)。使用疼痛程度数字评估量表(图9.1)对患者疼痛程度进行评估。将疼痛程度用0～10个数字依次表示,0表示无疼痛,10表示能够想象的最剧烈疼痛。患者自己选择一个最能代表自身疼痛程度的数字,或由医护人员协助患者理解后选择相应的数字描述疼痛。按照疼痛对应的数字,将疼痛程度分为:轻度疼痛(1～3)、中度疼痛(4～6)、重度疼痛(7～10)。

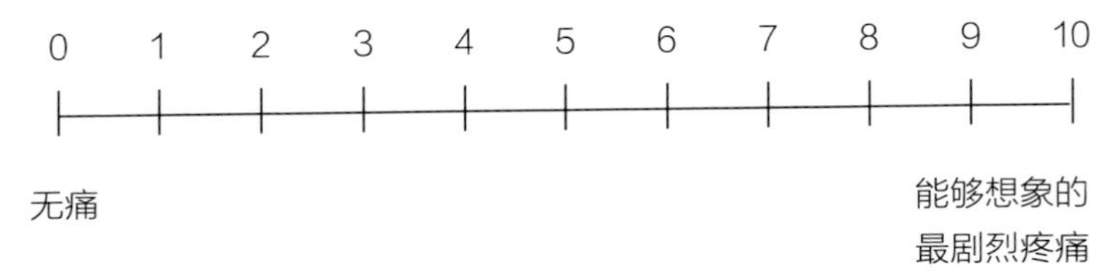

图9.1 疼痛程度数字评估量表

② 面部表情疼痛评分量表法。患者或家属根据疼痛时的面部表情状态,对照面部表情疼痛评分量表(图9.2)进行疼痛评估。该表适用于自己表达困难的患者,如儿童、老年人、存在语言文化差异或其他交流障碍的患者。

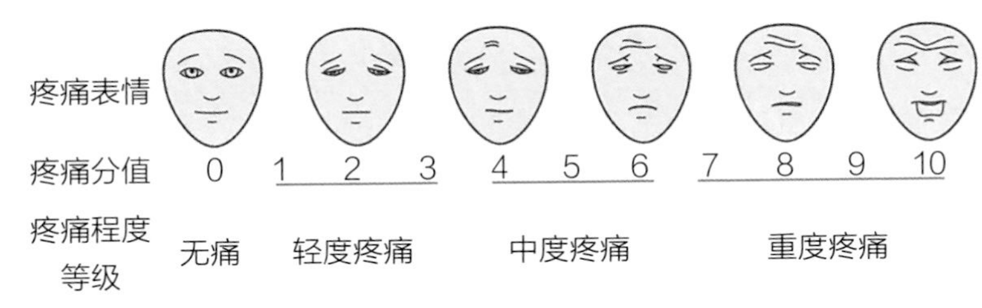

图9.2 面部表情疼痛评分量表

③ 主诉疼痛程度分级法(VRS)。主要是根据患者对疼痛的主诉,可将疼痛程度分为轻度、中度、重度三类。

a. 轻度疼痛:有疼痛,但可忍受,生活正常,睡眠未受到干扰。

b. 中度疼痛:疼痛明显,不能忍受,要求服用镇痛药物,睡眠受到干扰。

c. 重度疼痛:疼痛剧烈,不能忍受,需用镇痛药物,睡眠受到严重干扰,可伴有自主神经功能紊乱或被动体位。

④ 视觉疼痛模拟评分(VAS)。基本方法是使用一条长约10 cm的游戏标尺,一面标有10个刻度,两端分别为“0”和“10”,0表示无痛,10代表难以忍受的最剧烈的疼痛。参与测试者无须填写繁杂的调查表,只需看着一把“痛尺”,然后说出0~10之间的一个数字即可。如图9.3所示。

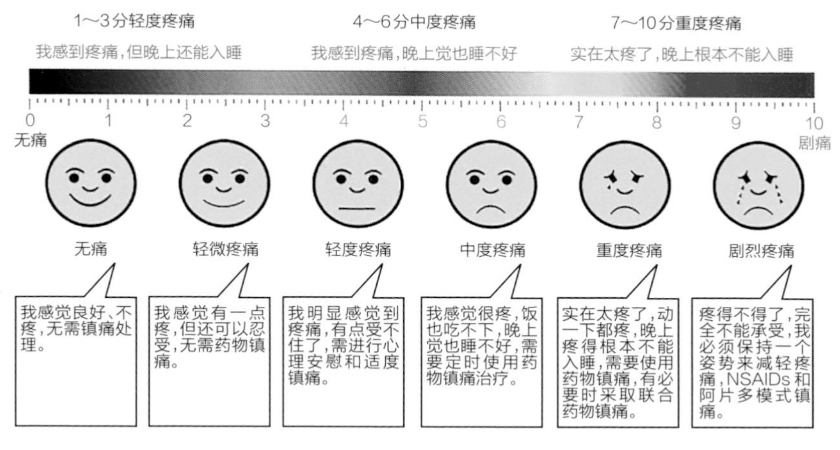

图9.3 疼痛评分尺

(4) 疼痛时的处理方法。止痛方法取决于疼痛的严重程度。通常有以下处理方法:

① 物理止痛。应用冷热疗法可较好地减轻局部疼痛,推拿、按摩和理疗(电疗、光疗、超声波治疗、磁疗等方法)也是常用的物理止痛方式。

② 认知行为疗法。主要有以下几种:

a. 松弛术：松弛是身心接触紧张或应激的一种状态。成功的松弛可带来许多生理和行为的改变，如血压下降、脉搏和呼吸减慢、氧耗减少肌肉紧张度减轻、代谢率降低、感觉平静和安宁等。冥想、瑜伽和渐进性放松运动等都是放松技术。

b. 引导想象：利用对某一令人愉快的情景或经历的想象的正向效果来逐渐降低患者对疼痛的意识。例如，患者可以自己想象一个绿草荫荫、溪水潺潺、花香馥郁的情景，通过对此投入注意而减轻对疼痛的关注。

c. 分散注意力：唱歌、大声地描述照片或图片、听音乐、愉快地交谈、下棋和做游戏等都是分散注意力的方法。

d. 音乐疗法：音乐是一种有效的分散注意力的方法。通常根据患者的喜好进行选择，如古典音乐或流行音乐，至少要听15分钟才有治疗效果。有研究显示音乐对于减轻患者疼痛效果很好。

③ 药物镇痛。可选择使用非甾体类抗炎药物、自控镇痛、口服阿片类药物或胃肠外给药。疼痛的持续时间长短不等，一般术后2~5天逐渐缓解。若疼痛超过1周且较为剧烈时，应警惕继发感染、异位栓塞等严重并发症的可能。

（5）吃止痛药要注意的注意事项：① 禁止自行服用止痛药物，以免掩盖病情，造成不良反应；② 遵医嘱按时、按量服用药物，避免因错服、漏服而影响止痛效果；③ 避免长期反复服用止痛药物，以免造成依赖性和成瘾性；④ 有恶心、呕吐、腹痛、腹泻等不良反应时，应及时就医。

问：什么是静脉血栓预防？

答：静脉是将血液回送到心脏的血液管道。静脉血栓栓塞症（venous thromboembolism，VTE）包括深静脉血栓形成（deep venous thrombosis，DVT）和肺动脉栓塞（pulmonary embolism,PE),两者相互关联,是VTE在不同部位和不同阶段的两种临床表现形式。

深静脉血栓形成是血液在深静脉内不正常凝结引起的静脉回流障碍性疾病,可发生于全身各部位,多见于下肢深静脉。

肺动脉栓塞是指来自静脉系统或右心的血栓阻塞肺动脉主干或其分支导致的肺循环和呼吸功能障碍,是导致住院患者死亡的重要原因之一。

问:住院患者如何预防VTE的发生?

答:住院患者VTE的预防措施主要有基础预防、机械预防、药物预防三个方面。

(1) 基础预防。主要有下几个方面:

① 如无禁忌,卧床患者应抬高下肢,使下肢高于心脏平面20~30 cm,避免膝下放置硬枕和过度屈髋。

② 卧床患者进行下肢的主动和被动运动,包括踝泵运动(表9.1)和股四头肌功能锻炼(表9.2)。

表9.1 踝泵运动的方法

<table>
<tr><th>方 法</th><th>频 次</th></tr>
<tr><td>踝关节屈伸运动:在无痛感或微微疼痛的范围内,最大限度地向上勾脚尖,让脚尖朝向自己,保持3~5秒,再最大限度地向下绷脚尖,保持3~5秒,以上动作为1组。双腿可交替或同时进行</td><td rowspan="2">踝关节屈伸运动每天3~4次,每次20~30组。环绕运动频次和屈伸运动相同。运动频次可根据患者的活动耐受能力适当调整</td></tr>
<tr><td>踝关节环绕运动:以踝关节为中心做踝关节360°环绕</td></tr>
</table>

表9.2 股四头肌功能锻炼的方法

方 法	频 次
绷腿锻炼：仰卧，绷直双腿，膝关节尽量伸直，大腿前方的股四头肌收缩，踝关节尽量背伸，保持10秒，再放松休息10秒，以上动作为1组。双腿可交替或同时进行	绷腿锻炼和抬腿锻炼，每天3～4次，每次20～30组。运动频次可根据患者的活动耐受能力适当调整
抬腿锻炼：仰卧，伸直腿，抬高下肢至20 cm左右高度，维持5秒，缓慢直腿放下，以上动作为1组。双腿可交替或同时进行	

③ 应根据病情恢复情况指导患者尽早下床活动。

④ 在满足治疗需求的前提下，应尽量选择外径最小、创伤最小的输液装置。

⑤ 在病情允许的情况下，应指导患者每日饮水1500～2500 mL。

⑥ 患者应戒烟限酒，平衡膳食，控制体重、血糖、血脂，不宜久坐。

(2) 机械预防。主要包括穿抗血栓袜、间歇充气加压装置等。

① 穿抗血栓袜：穿脱方法如图9.4所示。

患者每天应脱下抗血栓袜，进行皮肤、肢体的评估，识别并处理下列问题：若出现皮肤过敏、损伤等症状，应立即脱去抗血栓袜，并给予对症处理；若出现下肢肿胀、疼痛、皮温凉、足背动脉搏动减弱或消失等情况，应立即脱去抗血栓袜，评估下肢血液循环情况、测量腿围，并告知医师，根据医嘱确定是否需再次使用或更换不同尺寸的抗血栓袜。此外，踝部、膝部和大腿根部等部位的抗血栓袜有褶皱时，应及时抚平；若抗血栓袜出现磨损或破损，应及时更换。

1 在脚上套好专用袜套

2 将袜子外翻至脚后跟部
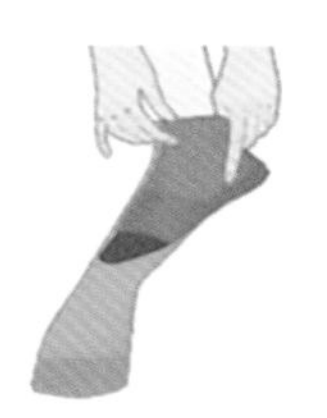

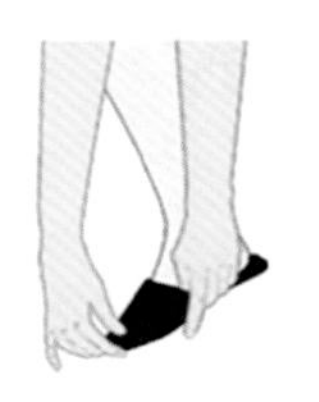

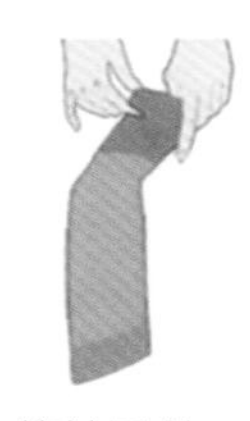

4 把袜筒往上翻，拇指在内、四指在外，以“Z”字形逐步向上提
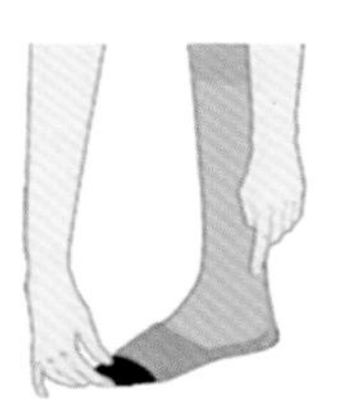

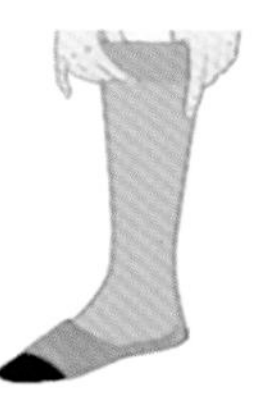

图9.4　抗血栓袜穿脱流程图

穿抗血栓袜的注意事项：如出现肢体疼痛、瘙痒、麻木、发凉等症状时，应立即告知医护人员；使用膝长型抗血栓袜时，不应过度上拉至膝盖以上；抗血栓袜白天、夜间均可穿戴，直到活动量恢复到疾病前水平。

② 间歇充气加压装置：患者住院期间一般由医护人员进行操作。治疗期间，不可自行移除腿套或随意调节装置；不宜过度翻身和活动，翻身时注意保护连接管，避免扭曲、折叠或受压；若出现腿部疼痛、麻木、气促、呼吸困难等症状，应立即告知医护人员。

（3）药物预防。一般包括以下几种药物：如华法林、利伐沙班、普通肝素、低分子肝素、磺达肝癸钠等。有以下注意事项：

① 应用以上抗凝药物时应观察是否出现用药不良反应。若出现皮肤瘀斑、牙龈出血、鼻出血、尿血、血便或黑便、月经量增多等症状，应及时告知医护人员。

② 使用软毛牙刷刷牙，勿用力抠鼻，避免磕碰，避免触碰锋利

或尖锐物品，避免剧烈运动。

③ 使用口服抗凝药时，熟记用法和用量。

问：UAE术后出院需要注意哪些问题？

答：由于患者刚接受完手术，其工作和生活可能或多或少地会发生一些变化，为避免产生焦虑、抑郁等不良心理，需为患者营造积极轻松的氛围，如播放患者喜欢的、能放松身心的电视节目，让她忘却疾病，树立康复的信心。患者可根据年龄、地域文化、饮食习惯和病情需要，适当补充维生素B1、维生素C、维生素A和维生素B12等，同时养成良好的生活习惯，做到早睡早起，不熬夜，保持衣服和被褥干净整洁，口腔和皮肤清洁，尽可能控制体重的同时，增加机体免疫力，帮助调节血糖和脂肪的代谢。若出现肌瘤脱落排出时引起的腹痛及子宫出血，应及时就诊，不要惊慌。另外，还需要做好以下几点：

① 注意个人卫生，保持外阴清洁，术后3个月禁止性生活，1年内避孕，避免盆浴。

② 注意休息，避免劳累。

③ 饮食指导：进食高蛋白、含铁食物。含铁丰富的食物包括动物肝肾、牛肉、鸡肉、海鲜、水果干、燕麦片、深绿色蔬菜、豆荚等。同时进食含维生素C的食物，可促进铁的吸收，如菜花、包菜、西红柿、马铃薯等。

④ 大多数患者术后3天即可出院休养，建议术后休息1~2周，待身体无明显不适后可逐步从事部分轻松工作，其间避免过度劳累。

⑤ 术后调理康复：术后依据身体恢复情况，尤其后续有备孕计划者，可到妇产科、生殖科或中医中药进一步调理，促进机体机能改善。

问:UAE 患者如何随访?

答:(1) 术后复查时间:UAE 术后第1、3、6、12个月时需要到医院复查评估,此后每年一次。

(2) 复查内容主要包括:病灶大小的变化、月经情况、性激素水平等,相关症状的变化以及再次妊娠情况及结局。